Margot Hellmiß

Kalifornische Blütenessenzen zur sanften Heilung

Erweiterung der klassischen Bach-Blütentherapie mit allen 103
Wildpflanzenessenzen. Mit Anwendungsmöglichkeiten und Bezugsquellen

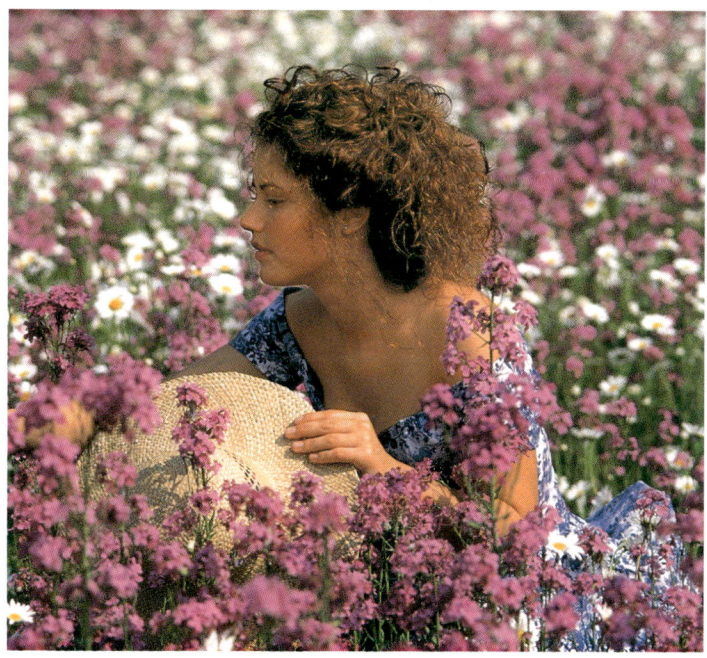

Südwest

Inhalt

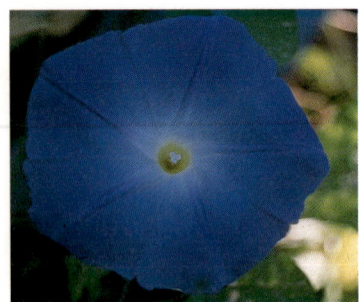

Die Essenz der Morning-Glory-Blüte hilft bei Suchtverhalten.

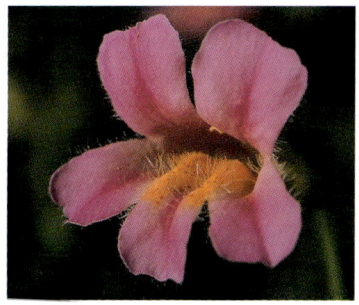

Pink Monkeyflower unterstützt die emotionale Entwicklung.

Vorwort

Kalifornische Blütenessenzen eignen sich für alle Menschen, die sich in einem persönlichen Wachstumsprozess befinden und zu Veränderungen bereit sind.

Blütenessenzen werden immer beliebter; sie haben gerade in den letzten Jahren den Gesundheitsmarkt sozusagen im Sturm erobert. Warum das so ist, liegt auf der Hand – bieten sie doch eine auch für den medizinischen Laien gut nachvollziehbare und einfach anzuwendende Methode, die kleineren und größeren »Malaisen« des Alltags und des Lebens anzugehen: Ärger, Unsicherheiten, Ängste, geistige Überlastung, Minderwertigkeitsgefühle oder die Sorge, den täglichen Anforderungen nicht (mehr) gewachsen zu sein. Viele Probleme, Konflikte und Fragestellungen belasten uns und können sogar gesundheitliche Störungen, Krankheit von Körper, Seele und Geist, zur Folge haben.

Energiegeschenk der Natur

Und da Blütenessenzen auf der feinstofflichen Ebene im Menschen wirken, in unserem »Informationssystem«, können sie ganz gezielt all diese Gefühle und Empfindungen unmittelbar ansprechen, uns die (fehlende) Information geben, einen Impuls, der das Störfeld erkennen, ungesunde Verhaltensweisen korrigieren und transformieren und das innere und äußere Gleichgewicht wiederherstellen hilft. Dazu bedarf es keines Fachwissens, nur ein bisschen Ehrlichkeit, ein Gespür für sich und seine Bedürfnisse und den Mut und den Willen, sich mit seinen Stärken und Schwächen auseinander zu setzen.

Und weil sie einfach und praktikabel zu nutzen sind, erfreuen sich Blütenessenzen so großer Beliebtheit und gehören in vielen Familien schon lange zur Hausapotheke.

Blüten sind eine Gottesgabe. Sie zaubern Farbe in den grauen Alltag, und ihr Anblick erhellt unser Gemüt auf wundersame Weise. Ein bewusst erlebter Spaziergang durch einen blühenden Garten ist Balsam für die Seele. Denn Blumen und Blüten besitzen eine besondere Kraft. Sie verfeinern die Schwingungen unserer Seele, lassen unser Herz höher schlagen, schenken Freude und beglücken uns.

Die uns zur Verfügung stehenden Blütenessenzen kann man in drei »Gruppen« einteilen:

- Bach-Blüten
- Kalifornische Blütenessenzen
- Heimische Blütenessenzen

Am bekanntesten dürften die Bach-Blüten sein. Auf ihrem Herstellungsverfahren basiert die Gewinnung aller anderen Blütenessenzen.

Die Impulskraft der Blüten

Jede Blüte, und damit auch die aus ihr gewonnene Essenz, trägt eine feinstoffliche Information, eine Botschaft für uns Menschen in sich. Allerdings haben der Ort, an dem die Pflanze wächst, das Klima und die Sonnenintensität Einfluss auf die »Tönung« dieser Botschaft und damit auf die feinen Nuancen ihrer Einsatzmöglichkeiten und ihrer Wirksamkeit. So sprechen die Bach-Blüten eher die seelische Ebene an, während die kalifornischen Blütenessenzen der spirituellen Entwicklung des Menschen dienen. Jede in diesem Buch beschriebene Blüte entspricht einem ganz bestimmten Persönlichkeitsmuster bzw. einer menschlichen Verhaltensweise. Wer sich anhand der einen oder anderen Blütenbeschreibung wiedererkennt, hat gleichzeitig etwas über sich und die tieferen Beweggründe seines Handelns erfahren. Überdies wird man angeregt, sich mit sich selbst, möglichen seelischen Verletzungen und seinen individuellen Entfaltungsmöglichkeiten intensiver zu befassen. Doch gleich, wo sie ihren Impuls setzen, eins haben alle Blütenessenzen gemeinsam: Sie können helfen, bewusster zu leben, sorgsam(er) mit seinen Kräften Haus zu halten, seine ureigenen Talente, Stärken und Fähigkeiten zu entdecken und zu kultivieren und ganz einfach liebevoll am Leben teilzunehmen.

Mit einer holistischen Geisteshaltung (griech., holos: ganz) lässt sich die Wirksamkeit der Blütenessenzen leicht nachvollziehen. Ihr gemäß bildet der Mensch eine Einheit aus Körper, Geist und Seele. Leidet er an Beschwerden, gilt es, die tiefer liegenden seelischen Ursachen einer Störung zu erkennen und zu heilen.

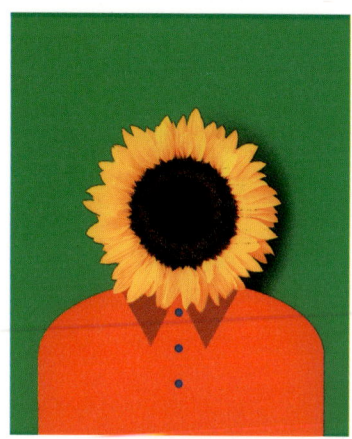

Farben haben in den unterschiedlichsten Kulturen und Religionen Symbolcharakter, d.h., es wird ein enger Zusammenhang von Farben und unserem körperlichen und seelischen Wohlbefinden gesehen.

Im Alter von 31 Jahren erkrankte Bach lebensbedrohlich. Dass er wieder gesund wurde, sei, so Bach selbst, der großen Hingabe an seine Arbeit und dem festen Willen zur Genesung zu verdanken gewesen.

Die kalifornischen Blütenessenzen

Edward Bach, Vater der Blütentherapie

Begründer und Vater der Blütentherapie ist der englische Arzt Dr. Edward Bach (1886–1936). Im Alter von 43 Jahren gab er seine florierende Privatpraxis in London auf und machte sich an die Erforschung einer ganzheitlichen, einfachen Heilmethode auf natürlicher Basis. An den gängigen schulmedizinischen Behandlungsformen bemängelte er vor allem, dass immer nur die äußeren Symptome einer Krankheit, nicht jedoch ihre tieferen Ursachen behandelt werden. Bach war überzeugt, dass sich im körperlichen Befinden eines Menschen auch immer seine Wesensart ausdrückt. Er betrachtete eine Krankheit als Fingerzeig der Seele, als Hinweis, dass der Kranke mit seinem innersten Wesen nicht im Einklang ist.

Krankheit als Verlust der Ganzheit

Nach Bach ist Krankheit, »obwohl sie scheinbar so grausam ist«, an sich wohltätig und zu unserem Besten, und sie kann uns, richtig verstanden, zu unseren wesentlichen Fehlern führen. Das Leiden sieht er als »Korrektiv, um eine Lektion aufzuzeigen, die wir bislang versäumt haben zu begreifen«. Auf der Grundlage dieser Einsichten entwickelte er seine »Blumenmedizin«, eine Heilmethode, die in erster Linie die Seele und über die Seele auch den Körper beeinflusst.

Der Ursprung: »38 Heiler«

Bach fand heraus, dass 38 negative Gemütszustände des Menschen die hauptsächlichen Auslöser von körperlichen Beschwerden sind. Bach sprach von ihnen als den »eigentlichen Grundkrankheiten der Menschheit«. Diesen negativen Gemütszuständen setzte er seine »38 Heiler« – als solche bezeichnete er die als Bach-Blüten bekannten Blütenessenzen – entgegen. Der Arzt hatte festgestellt, dass »bestimmte wildwachsende Blumen, Büsche und Bäume höherer Ordnung »durch ihre hohe Schwingung die Kraft haben, unsere menschlichen Schwingungen zu erhöhen, unsere Persönlichkeit mit den Tugenden, die wir nötig haben, zu überfluten und dadurch die (Charakter-)Mängel auszuwaschen, die unsere Leiden verursachen«.

Negative Gemütszustände wie Stolz, Unsicherheit, Grausamkeit gegen sich und andere, Eigenliebe, Habgier oder Hass, sind oftmals Ursache einer körperlichen Erkrankung. Heilsubstanzen aus Blüten können helfen, das Gleichgewicht von Körper, Seele und Geist wiederherzustellen.

Rückführung zur natürlichen Harmonie

Nach Bachs Auffassung liegen Pflanzen wie Menschen dieselben göttlichen Prinzipien zugrunde: »Weil in der Schöpfung alles eine Einheit ist, ist jeder von uns auch mit allem verbunden und zwar durch eine gemeinsame, übergeordnete, mächtige Energieschwingung«. Durch die Harmonie, die in einer Blüte steckt, können daher Disharmonien im Menschen ausgeglichen werden. Denn die Blüten heilen nicht dadurch, dass sie die Krankheit direkt angreifen, sondern dadurch, dass sie unseren Körper »mit den schönen Schwingungen unseres höheren Selbst durchfluten, in deren Gegenwart die Krankheit hinwegschmilzt wie Schnee an der Sonne«.

Der Wunsch, selbstverantwortlich mit der eigenen Gesundheit umzugehen, steht für viele Menschen am Anfang ihrer Hinwendung zu sanften Heilmethoden.

Die Schwingungen der Blüten

Welche Blüte welches menschliche Problem positiv beeinflussen kann, erspürte Bach auf intuitivem Wege. Jede der von

Bis Edward Bach wusste, welche Blüten sich zur Heilung der 38 negativen Gemütszustände eigneten, dauerte es fünf Jahre. Er testete sie im Selbstversuch, indem er beispielsweise bestimmte Gemütszustände durchlebte, um sich dann mit der passenden Essenz zu behandeln.

ihm gefundenen 38 Pflanzen schwingt in einer ganz besonderen Frequenz, »verkörpert ein bestimmtes Seelenkonzept«, und ist daher auf einen der negativen Seelenzustände anwendbar. Am Ende seines Lebens hatte Bach sein intuitives Verstehen der Blüten so perfektioniert, dass er in der Lage war, das Energiepotenzial einer Pflanze allein dadurch zu erfassen, indem er ein Blütenblatt auf seine Zunge legte.

Bei den Bach-Blüten geht es nicht um den materiellen Anteil der Pflanze, sondern um die Energie, die in ihr steckt. Die Blütenessenz (lat., essentia: Wesen[-heit]) wirkt damit nicht auf der körperlichen Ebene, sondern im feinstofflichen, seelischen Bereich. Bei der Verabreichung oder dem Einnehmen der Blütenessenz übertragen sich das Energiemuster der Pflanze und ihre harmonischen Schwingungen auf den Menschen.

Der Weg der Selbsterkenntnis

Vor der Anwendung der Blütenessenzen muss man immer zuerst versuchen, herauszufinden, welche Essenz für das jeweilige Problem geeignet ist. Zu diesem Zweck ist es notwendig, seiner momentanen Stimmungslage, seinen Ängsten, Sorgen und Schwächen ehrlich auf den Grund zu gehen. Da die Blütentherapie nicht auf die Behandlung von Symptomen abzielt, sondern den ganzen Menschen anspricht, ist die Bereitschaft, sich seiner momentanen seelischen Verfassung bewusst zu werden und sich ihr zu stellen, unabdingbar. Dies gilt auch bei Leiden, die sich vorwiegend körperlich manifestieren. Erste Voraussetzung zur Selbsterkenntnis ist die größtmögliche Offenheit sich selbst gegenüber. Auch eine aufrichtige Auseinandersetzung mit einem guten Freund oder gegebenenfalls das Gespräch mit einem Therapeuten können oft neue Einblicke in die eigene Persönlichkeitsstruktur und aktuelle seelische Thematik bringen.

Durch die Selbstbehandlung mit den gut verträglichen Blütenessenzen konnten schon viele Menschen überraschende und erstaunliche Heilungserfolge erzielen. Auch kleine Kinder sprechen oft recht gut auf die Wirkung der Essenzen an.

Zu sich selbst finden

Die einzelnen Blütenbeschreibungen in diesem Buch unterstützen Sie bei dem Prozess der Selbstfindung. Beim aufmerksamen Lesen der einzelnen Indikationen, die den Blüten zugeordnet sind, sehen Sie, welche Eigenschaften auf Sie zutreffen und welche nicht. Sie erfahren außerdem, welche Blüten Sie in Ihrer derzeitigen Lebenslage unterstützen können. Wer seine Persönlichkeit von allen Seiten beleuchtet, sich seiner Schwächen bewusst ist und aus dieser Selbstschau auch Konsequenzen zieht, wird sein Bewusstsein verändern und innerlich wachsen. Das seelische Wachstum stabilisiert nach Bach die gesamte menschliche Persönlichkeit, wodurch man nicht zuletzt auch widerstandsfähiger gegenüber Krankheiten wird.

Viele Anhänger der Bach-Blütentherapie können nach längerer Einnahme der Essenzen gute Ergebnisse verzeichnen: eine zum Positiven hin veränderte Lebenseinstellung und Lebensweise, eine Veränderung der Gefühlswelt sowie eine Verbesserung des körperlichen Allgemeinbefindens.

Bach-Blüten sind bestens verträglich und weisen keinerlei Nebenwirkungen auf. Auch dann nicht, wenn man einmal das für die jeweilige Lebenssituation unpassende Mittel ausgewählt oder dieses zu hoch dosiert haben sollte. Unverträglichkeiten mit anderen Therapieformen sind ebenfalls nicht bekannt. Im Gegenteil: Blütenessenzen sollten sogar gemeinsam mit anderen Behandlungsmethoden und Medikamenten eingesetzt werden. Eine Therapie mit Blütenessenzen kann bei körperlichen Beschwerden zwar keinesfalls den Gang zum Arzt und die medizinische Diagnose ersetzen; die Blütentherapie besitzt jedoch bei allen Krankheitsfällen eine positive unterstützende Wirkung auf Seele und Körper.

Allgemeines zu den Blütenessenzen

- Blütenessenzen sind keine Medikamente oder Drogen mit euphorisierender, aufputschender oder suchtbildender Wirkung.
- Blütenessenzen ersparen es dem Menschen nicht, sich mit seinem Schicksal und seinen aktuellen Problemen und Schwächen ernsthaft auseinander zu setzen.
- Die Einnahme von Blütenessenzen ist ungefährlich und nicht an ein bestimmtes Alter gebunden.
- Die Blütenessenzen sind im Aufbau und der Wirkweise den homöopathischen Mitteln vergleichsweise ähnlich. Auch diese tragen nur noch das Wesen ihrer Ursubstanz in sich.

Die Weiterentwicklung der Bach-Blüten

Zu den Problemen unserer modernen Industriegesellschaft gehören Umweltzerstörung, allgemeine Schnelllebigkeit sowie die veränderte Einstellung zu Partnerschaft und Sexualität. Ein wichtiger Punkt ist heute auch das Bedürfnis vieler Menschen nach spiritueller Weiterentwicklung und Bewusstseinserweiterung.

Seit der Entwicklung der Blütentherapie durch Edward Bach in den Dreißigerjahren unseres Jahrhunderts bis heute haben sich völlig neue gesellschaftliche Themen und Problemkreise eröffnet. In unserer modernen Gesellschaft hat heute jeder Situationen und Konflikte zu bewältigen, die vor knapp siebzig Jahren noch nicht absehbar waren.

Aus diesem Grunde bemühten sich Ende der Siebzigerjahre der kalifornische Mathematiker und Psychologe Richard Katz und die Therapeutin Patricia Kaminski um eine Fortschreibung und Ergänzung der Bach'schen Blütenessenzen. Die Therapie mit kalifornischen Blütenessenzen unterscheidet sich insofern von der Bach-Blütentherapie, als sie auch die spezifischen Probleme und Anforderungen unserer Zeit sowie die sich daraus ergebenden Krankheitsbilder oder Gemütsverfassungen mit berücksichtigt.

Richard Katz und Patricia Kaminski

Richard Katz und Patricia Kaminski haben herausgefunden, dass eine positive Wirkung bereits unmittelbar nach der Einnahme einsetzt, in anderen Fällen aber erst nach einigen Tagen oder Wochen.

Ihre Therapieerfolge gründeten Richard Katz und Patricia Kaminski vor allem auf die Pflanzenheilkunde und insbesondere die Bach-Blütentherapie, ehe sie im Jahr 1978 begannen, aus den Wildpflanzen ihrer sonnigen kalifornischen Heimat erste neue Blütenessenzen herzustellen. Welche Blüte auf welchen menschlichen Gemützustand einen Einfluss hat, erfuhren sie im Zustand meditativer Versenkung. Sie orientierten sich dabei an den von Bach aufgestellten Kriterien. Blütentherapeuten auf der ganzen Welt werteten anschließend die Wirkungsweise der Essenzen anhand von Tests aus, bis sich eindeutig auf die jeweiligen Blüten zuzuordnende Indikationen ergaben.

Detaillierte Hilfe aus der Natur

Die meisten Pflanzen, aus denen die kalifornischen Blütenessenzen gewonnen werden, sind auch in Europa, Asien und Australien heimisch. Heute gibt es eine Palette von 72 Standardessenzen, die jahrelang erprobt wurden und deren Wirkung weitgehend als gesichert gilt. Dazu kamen im Lauf der Zeit 31 neue Blütenessenzen, die zusätzlich in das von Katz/Kaminski erstellte Verzeichnis, das sogenannte Repertorium der kalifornischen Blütenessenzen, aufgenommen wurden. Ihre Wirkung ist ebenfalls vielfach bestätigt.

Heilung und Stärkung

Seit 1979 gibt es die Flower Essence Society (FES) in Nevada City, Kalifornien, unter der Leitung ihrer Gründer Richard Katz und Patricia Kaminski. Die FES erforscht die Wirkungsweise von Blütenessenzen, bildet Blütentherapeuten aus, organisiert Informationsveranstaltungen und ist Ansprechpartner bei allen Fragen zu diesem Thema. Mit Hilfe der kalifornischen Blütenessenzen können nicht nur die negativen Gemütszustände eines Menschen behandelt werden. Auch positive Eigenschaften und Fähigkeiten, die in Ansätzen bereits vorhanden sind, können durch sie verstärkt oder neu entwickelt werden.

Die Herstellung nach der Sonnenmethode

Schritt 1 – Die Mutteressenz

- Man sucht immer gesunde und wildwachsende Pflanzen.
- Die Blüten werden möglichst von verschiedenen Pflan-

So steigert beispielsweise die Essenz Mugwort (siehe Seite 28 f.) die Wahrnehmungsfähigkeit bei Meditationen und ermöglicht einem, sich deutlicher an seine Träume zu erinnern. Mullein (siehe Seite 41 f.) hilft, besser auf die eigene innere Stimme zu hören. Die Essenz Calendula (siehe Seite 44 f.) unterstützt dabei, die passenden Worte zu finden, Madia (siehe Seite 46) stärkt die Konzentration und Indian Paintbrush (siehe Seite 48) setzt schöpferische Kräfte frei.

Jede Heilmethode hat ihre Grenzen. Blütenessenzen sind keine Medikamente im herkömmlichen Sinn, Es handelt sich bei ihnen um eine Art »verflüssigter, geistiger Energie«, die in den Blüten steckt. Ihre Wirkung zielt auf die Harmonisierung der Psyche. Auf diese Weise können sie ernsthaften Erkrankungen vorbeugen.

Zum Benutzen des Repertoriums:
Das Repertorium ist die systematische Zuordnung von Zustandsbeschreibungen des Gemüts zu den entsprechenden harmonisierenden Blütenessenzen. Unter der Abkürzung K finden Sie spezielle Anwendungshilfen für Kinder.

zen einer Art gepflückt, also z. B. mehrere Heckenrosenblüten von unterschiedlichen Sträuchern.

● Man erntet die Blüten erst, wenn sie aufgeblüht und völlig entfaltet sind.

● Gepflückt werden die Blüten am Morgen eines sonnigen, wolkenlosen Tages.

● Die Blüten sollen nicht direkt mit der Hand berührt werden. Verwenden Sie zum Pflücken und bei allen späteren Herstellungsschritten ein Blatt, einen Zweig oder ein Stöckchen. Meiden Sie Plastik- oder Metallgegenstände.

● Man legt die frisch gepflückten Blüten mit Hilfe eines Zweiges oder eines Blatts in ein durchsichtiges Glasschälchen, das mit reinem Quellwasser gefüllt ist. Die Wasseroberfläche sollte völlig mit Blüten bedeckt sein und das Schälchen nahe bei der Pflanze stehen.

● Nun setzt man das Glasschälchen mit dem Quellwasser und den Blüten drei bis vier Stunden der Mittagssonne aus.

● Die Essenz ist fertig, wenn die Blüten zu welken beginnen.

● Man entfernt die Blüten mit einem Zweig vorsichtig aus der Glasschale und hat nun die sogenannte Mutteressenz, welche die Grundlage für die Vorratsflaschen bildet.

Schritt 2 – Das fertige Mittel

Da die Einnahmefläschchen aus lichtgeschütztem Glas sind, können sie problemlos bei Zimmertemperatur aufbewahrt werden.

● Anschließend füllt man die Mutter- oder Uressenz in eine Flasche und mischt sie zu gleichen Teilen mit 40-prozentigem Alkohol (z. B. Cognac, Brandy) zur Konservierung. Diese Essenz wird danach noch zweimal weiterverdünnt.

● Man füllt ein 7,5-ml-Fläschchen mit 40-prozentigem Alkohol und gibt zwei Tropfen der Essenz hinein. Dies nennt man die Vorratsflasche oder Stock-Bottle. Die Essenzen in den Vorratsflaschen sind nahezu unbegrenzt haltbar.

● Aus der Vorratsflasche gibt man nun drei Tropfen in ein 30-ml-Fläschchen, das zu einem Drittel mit Alkohol oder

Apfelessig und zu zwei Dritteln mit Quellwasser gefüllt ist. Dieses Fläschchen dient als Einnahmeflasche.

● In der Einnahmeflasche kann man bis zu sechs Blütenessenzen (jeweils drei Tropfen) aus verschiedenen Stock-Bottles zusammenmischen, je nach Stimmung, gegenwärtiger Situation und aktueller Problemlage.

● Die kalifornischen Blütenessenzen können auch jederzeit mit Bach-Blütenessenzen gemischt werden

Die Blütenmischung sollte man jedoch nicht zu häufig wechseln. Mischen Sie Essenzen, die vor allem Ihre vorrangigen Probleme betreffen, die immer wieder auftauchen und das Leben bestimmen. Verändert sich der Seelenzustand, kann die Mischung behutsam variiert werden.

Schritt 3 – Die Dosierung

● In der Regel nimmt man viermal am Tag vier Tropfen aus der Einnahmeflasche zu sich. Damit sich die Wirkung der Essenz voll entfalten kann, geben Sie die Tropfen entweder direkt auf oder unter die Zunge und behalten sie so eine kurze Zeit im Mund, bevor Sie sie schlucken. Sollten Sie das Gefühl haben, dass eine höhere Dosierung angebracht wäre, bleibt es Ihnen unbenommen, die Dosis zu erhöhen.

● Sollten Sie unter akuten Beschwerden leiden, können Sie die Tropfen auch in Intervallen von etwa 20 Minuten in einem Zeitraum von einigen Tagen einnehmen. Die Einnahme ist unbedenklich.

● Man sollte die Tropfen auf jeden Fall morgens, nüchtern, nach dem Aufstehen, und abends vor dem Schlafengehen, nach dem Zähneputzen, einnehmen. Die übrigen Male kann man beliebig über den Tag verteilen (z. B. nach dem Mittagessen und am Nachmittag).

● Blütenessenzen kann man auch äußerlich anwenden, indem man sie direkt auf die Haut aufträgt.

Die kalifornischen Blütenessenzen sind in gut sortierten Apotheken erhältlich. Es kann auch eine bereichernde Erfahrung sein, selbst einmal eine Blütenessenz herzustellen. Dabei sollten Sie berücksichtigen, dass einige Blüten aus Kalifornien in Europa gar nicht vorkommen, andere sich in ihrem Äußeren deutlich von den gleichnamigen in Europa wachsenden Pflanzen unterscheiden. Die in diesem Buch wiedergegebenen Erkenntnisse beruhen auf der Anwendung von Blütenessenzen, die in Nordamerika aus den dort beheimateten Pflanzen hergestellt werden.

Viele Menschen sagen Blütenessenzen bereits Wirkungen nach, wenn man sie bei sich trägt oder sich in ihrer Nähe aufhält.

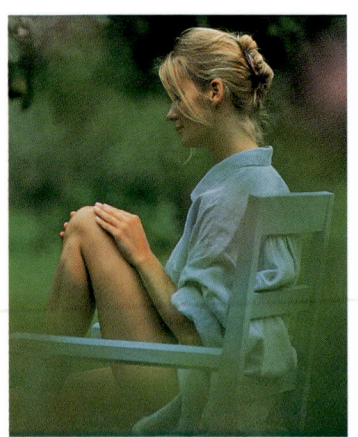

Die Blütenessenzen helfen ganz individuell unsere innere Ausgewogenheit zu erlangen.

Versuchen Sie, vagen Ängsten, gereizten Stimmungen, Anwandlungen von Mutlosigkeit oder Entscheidungsunfähigkeit, Gefühlen der Überforderung oder körperlichem Unwohlsein genauer auf die Spur zu kommen.

Welche Blütenessenz passt zu Ihnen?

Die richtige Handhabung

Alle Gefühlszustände und Lebensumstände, die durch die kalifornischen Blütenessenzen abgedeckt werden, finden Sie unter den Buchstaben A bis Z. Die jeweilige Essenz und Blütenbeschreibung steht direkt nach dem von Ihnen gesuchten Stichwort, oder Sie werden weiterverwiesen. Denn einige Begriffe sind auch nach ihren Motivationen aufgeschlüsselt. So entdecken Sie etwa unter dem Begriff »Einsamkeit« Verweise auf die Stichwörter »Schüchternheit«, »Machtbesessenheit« – für Menschen, deren Einsamkeit von rücksichtslosem Machtstreben herrührt – und »Bindungsängste«. Jedem dieser Gefühlszustände ist entsprechend seiner Ursache eine andere Essenz zugeordnet.

Erkennen Sie sich selbst

Bei den einzelnen Blütenbeschreibungen handelt es sich um kurze Psychogramme, die die bestimmenden Wesenszüge eines Menschen oder auch eine besondere Lebenssituation abzubilden versuchen. Oft sind auch nur bestimmte Charaktereigenschaften oder Reaktionsweisen dargestellt. Befragen Sie sich beim Lesen der einzelnen Beschreibungen ernsthaft, welche Probleme es für Sie eigentlich zu lösen gilt. Hilfreich bei dieser Art der Selbstanalyse ist auch ein Gespräch mit einem guten Freund oder einem Therapeuten.

Aufbau der einzelnen Abschnitte

Im ersten Teil wird entweder der Menschentyp beschrieben, für den die jeweilige Blütenessenz geeignet ist, eine besondere seelische Thematik oder die Reaktionsweise eines Menschen in einer ganz bestimmten Lebenssituation. Nicht jeder der genannten Aspekte muss genau auf Sie zutreffen. Der Grundgedanke jedoch und einige der weiteren Punkte sollten auf Ihre Person und/oder Ihre Grundsituation passen.

Intuitive Entscheidung

Achten Sie beim Lesen darauf, ob Sie sich intuitiv, also »aus dem Bauch heraus«, angesprochen fühlen. Sollten Sie Schwierigkeiten dabei haben, sich zwischen verschiedenen Blüten zu entscheiden, betrachten Sie aufmerksam die jeweiligen Bilder der Blüten und lassen Sie sich dabei von Ihrer inneren Stimme leiten. Wählen Sie dann die Blüte, zu der Sie sich am ehesten hingezogen fühlen.

Im weiteren Textverlauf wird die spezifische Wirkungsweise der jeweiligen Essenz umschrieben. Außerdem wird Ihnen eine Richtung aufgezeigt, in die Sie sich verändern können. Zusätzlich erfahren Sie, welche positiven Eigenschaften mit der Blüte assoziiert sind und von Ihnen entwickelt und herausgearbeitet werden sollten.

Es ist hilfreich, sich vor der Beschäftigung mit den Blütenessenzen innerlich einzustimmen. Gönnen Sie sich Ruhe, achten Sie auf Ihre Atmung und unterstützen Sie diese Maßnahmen gegebenenfalls durch geeignete meditative Musik.

So ist das Repertorium gegliedert

- Gesuchtes Stichwort (persönlicher Gefühlszustand oder allgemeine auf Sie zutreffende Lebensumstände)
- Die zugeordnete Blüte (mit kalifornischer Bezeichnung, deutschem und lateinischem Namen, Pflanzenfamilien- oder Gattungszugehörigkeit sowie der Blütenfarbe)
- Indikation negativer oder positiver Art

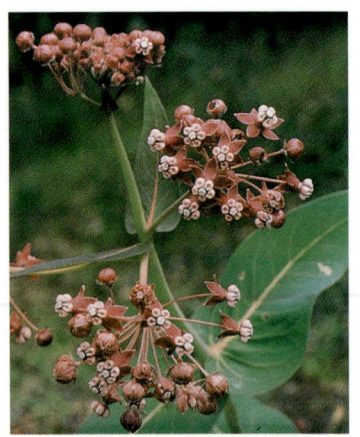

Milkweed
- Stärkt die Ich-Kräfte
- Gegen unterdrückte Wesenszüge
- Fördert die Unabhängigkeit
- Für die Fähigkeit, sich mit dem Jetzt auseinanderzusetzen

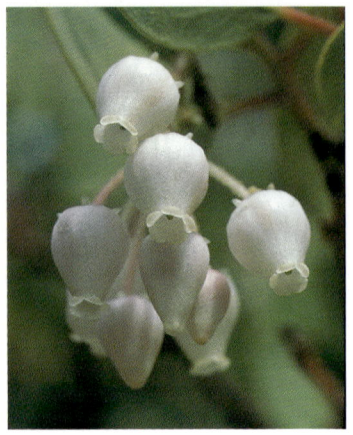

Manzanita
- Zur Annahme des eigenen Körpers
- Zur Akzeptanz des Neugeborenen (auch nach Komplikationen bei der Geburt)

Repertorium von A bis Z

Abhängigkeiten

Milkweed – Schwalbenwurz, Asclepias cordifolia, Schwalbenwurzgewächs, rot-purpur

Die Milkweed-Essenz kann Menschen helfen, die abhängig sind von Alkohol, Medikamenten und anderen Drogen. Auch die Esssucht und starke psychische Bindungen an Familienmitglieder oder übergeordnete politische oder spirituelle Gemeinschaften gehören zu den Abhängigkeiten.
Die Ursachen dafür können vielfältiger Natur sein. Manchmal liegt ein Unfall oder ein traumatisches Erlebnis zugrunde, ein andermal unverarbeitete Probleme oder die Gewöhnung an ein ungutes Verhalten.
Die Milkweed-Blütenessenz kann dabei helfen, den Irrtum zu korrigieren, dass spirituelles Weiterkommen mit der Auflösung der Ich-Kräfte einhergehen muss. Sie unterstützt die aktive Auseinandersetzung mit der Gegenwart.

Ablehnung des Körperlichen

Manzanita – Bärentraube, Arctostaphylos viscida, Heidekrautgewächs, weiß-rosa

Die sogenannten Manzanitas sind ihrem physischen Körper entfremdet. Sie messen der geistig-seelischen Welt weit mehr Bedeutung bei als der des Körpers. Da diese Menschen das irdische Sein als grundsätzlich minderwertig empfinden, achten sie nicht besonders auf den Zustand und das Wohlergehen ihres Leibes oder ignorieren ihn.

Manche von ihnen schädigen ihren Körper sogar zusätzlich durch eine ungesunde Lebensweise wie zu wenig Bewegung, unausgewogene Ernährung oder regelmäßigen Konsum von Rauschmitteln. Sie wirken daher häufig blass und blutarm. Auch Krankheiten wie Magersucht und Bulimie oder Probleme mit der Sexualität sind oft auf die tief sitzende Ablehnung des eigenen Körpers zurückzuführen.

Unter den Manzanitas gibt es auch viele religiös-asketische Fanatiker. Häufig mangelt es ihnen an der Einsicht, dass nur das Gleichgewicht von Geist, Körper und Seele eine gesunde, ganzheitliche Persönlichkeit auszeichnet.

Die Manzanita-Blütenessenz fördert die Wertschätzung der physischen Welt als Wohnung des Geistes und bringt die Erkenntnis von der Gleichwertigkeit des Geistkörpers mit dem physischen Körper.

Abwehrschwäche

- Garlic,→ Ängstlichkeit (siehe unten)

Ängstlichkeit

Garlic – Knoblauch, Allium sativum, Liliengewächs, rötlich-violett

Die Garlic-Essenz ist geeignet für Menschen, die oft unsicher und ängstlich sind. Das kostet sie viel Energie und lässt sie daher kraftlos und angespannt erscheinen. Viele von ihnen können beispielsweise nicht vor anderen Menschen sprechen und leiden an lähmendem Lampenfieber. Diese Furcht macht es ihnen gerade in beruflicher Hinsicht oft schwer, ihre Fähigkeiten unter Beweis zu stellen.

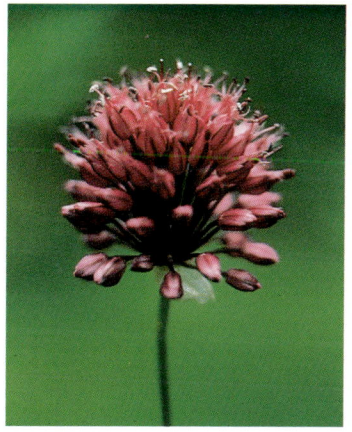

Garlic
- Stärkt das Immunsystem
- Fördert das Selbstvertrauen
- Unterstützt die Fähigkeit zur Entspannung
- Hilft, sich seiner Persönlichkeit bewusst zu werden

K: Lindert Ängste und Nervosität

17

Befindet sich der Garlic-Typ in einer Menschenmenge, so zeigt er sich häufig empfänglich für hier vorhandene negative Energien. Seine Kraftlosigkeit und die ständige Versagensangst legen mit der Zeit auch seine körperlichen Abwehrkräfte lahm. Aus diesem Grund ist er meistens von sehr zarter Konstitution und anfällig für Infektions- und Erkältungskrankheiten sowie für Spannungsschmerzen im Bereich von Magen und Solarplexus.

Gegen diese Symptome erweist sich die Garlic-Blütenessenz als äußerst hilfreich. Zudem stärkt sie die seelischen und körperlichen Widerständskräfte und hilft dabei, Angst vor öffentlichen Auftritten zu überwinden. Innere Spannungen lassen nach.

Aggressivität

Tiger Lily – Tigerlilie, Lilium humboldtii/columbianum, Liliengewächs, orangerot-braungefleckt

Tiger Lily steht für Aggressivität, Kampflust, Streitsucht und klassisches Machoverhalten. Bei Männern wie bei Frauen, die zu diesem Typus gehören, ist besonders ihre männlich-aggressive Seite ausgeprägt. Sie neigen zu cholerischen Anfällen und sind häufig von kräftiger Statur. Zeit ihres Lebens versuchen sie, zu den Gewinnern zu gehören. Doch die Möglichkeiten dazu reduzieren sich naturgemäß mit fortschreitendem Alter, was bei diesen potentiellen Siegertypen eine ernsthafte Midlifecrisis heraufbeschwören kann. Um solchen Krisen vorzubeugen, sollte der Tiger-Lily-Typ rechtzeitig damit beginnen, seine einfühlsame, sanftere Seite zu stärken.

Die Tiger-Lily-Blütenessenz hilft dabei, die Einsicht zu wecken, dass sich nur die Kraft vergrößert, die man gemeinsam mit anderen und nicht gegen sie einsetzt.

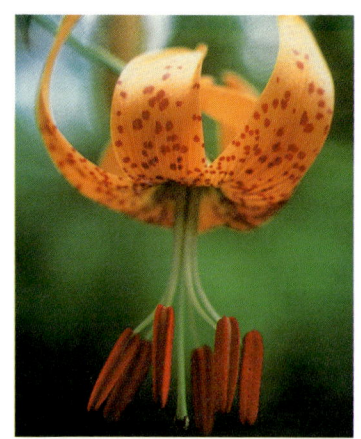

Tiger Lily
• Weckt die Freude am Gemeinwohl und unterstützt den Gemeinschaftssinn
• Fördert die Hingabefähigkeit
• Hilft, eine Alterseinsicht zu erlangen
• Lindert Beschwerden in den Wechseljahren

Allergien

- Yarrow, → Empfindlichkeit (siehe Seite 31 f.)

Albträume

- Chaparral, → Traumatische Erfahrungen (siehe Seite 78 f.)
- Saint John's Wort, → Angstzustände (siehe Seite 24 f.)

Angst vor dem Tod

Angel's Trumpet – Engelstrompete, Datura candida, Stechapfelgewächs, weiß

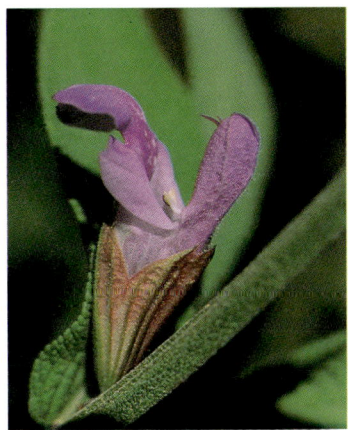

Angel's Trumpet
- Begleitet in lebensbedrohlichen Krisen
- Stärkt die Seele
- Hilft bei der Loslösung vom Diesseits

Wenn bei einem Menschen das Ende seines Lebens naht, kann er mit der Angel's-Trumpet-Essenz diejenigen Seelenkräfte stärken, die den Übergang vom Leben in den Tod erleichtern. Gedanken an ein Weiterleben nach dem Tod, an Wiedergeburt oder an geistige Welten können je nach Überzeugung vermehrt ins Bewusstsein dringen. Nur die absolute Hingabe an diesen Übergang vom Leben zum Tod kann den Prozess des Loslassens von der Leiblichkeit erleichtern.

Die Angel's-Trumpet-Essenz kann der Seele das Gefühl von Weite und Stärke verleihen, um für große Übergänge bereit zu sein. Daher wirkt sie auch unterstützend bei Rückführungen in frühere Inkarnationen.

Angst vor dem Übersinnlichen

Purple Monkeyflower - Purpur-Gauklerblume, Mimulus kelloggii, Rachenblütler, purpurrot

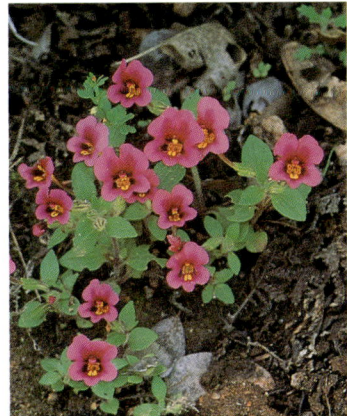

Purple Monkeyflower
- Für mehr innere Klarheit
- Fördert den Mut zur eigenen Geistigkeit
- Stärkt die Liebe zum Spirituellen

Der Umgang mit übersinnlichen Kräften oder die Begegnung mit dem Okkulten stellt für viele Menschen ein Problem dar. Der Purple-Monkeyflower-Typ besitzt zwar die

19

Antennen für die Erfahrung jenes »Unerklärlichen« zwischen Himmel und Erde, scheut sich jedoch davor, diese einzusetzen. Das kann so weit gehen, dass er jegliches spirituelle Erlebnis, das sich jenseits gängiger religiös inspirierter Erfahrungen abspielt, ablehnt. So können ihn bereits intensive Naturerlebnisse in Angst versetzen, da sie ihm unerklärlich erscheinen. Auch meditativen Erfahrungen, z.B. durch Versenkung bei Yogaübungen, verschließt er sich. Dies kann zum einen darin wurzeln, dass der Purple-Monkeyflower-Typ streng religiös mit Tendenz zur Intoleranz erzogen wurde. Dabei lernte er, dass andere spirituelle Erfahrungen negativ oder sogar sündig seien. Gerade sehr sensible und weichherzige Menschen sind in dieser Hinsicht sehr beeinflussbar. In anderen Fällen besteht eine unbewusste Angst vor der Gefahr spiritueller Welten und dem völligen Realitätsverlust.

Die Purple-Monkeyflower-Essenz unterstützt, wieder ein natürliches und unverkrampftes Verhältnis zur Spiritualität und eine gewisse Gelassenheit gegenüber übernatürlichen Phänomenen zu gewinnen. Die Angst vor dem Übersinnlichen wird gemildert und durch Liebe allem Geistigen gegenüber ersetzt. Auch der Mut, sich in dieser Hinsicht über familiäre oder gesellschaftliche Konventionen hinwegzusetzen und auf die eigene innere Stimme zu hören, wird gestärkt.

Angst vor dem Unbewussten

Black-eyed Susan – Rauhaariger Sonnenhut, Rudbeckia hirta, Korbblütler, schwarz-gelb

Menschen dieses Typs möchten von seelischen Abgründen nichts wissen. Sie ignorieren alle negativen Gefühle, niederen Beweggründe und Ängste, die in ihrem Unterbewusstsein verankert sein können. Daher bleiben sie lieber an der Ober-

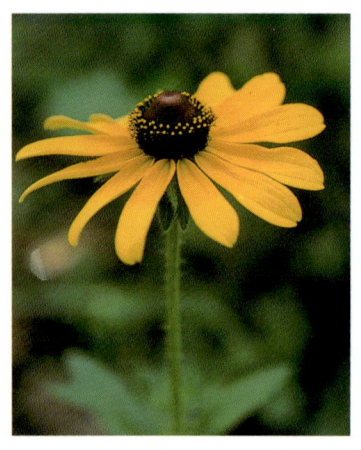

Black-eyed Susan
- Gibt Kraft, sich mit starken Gefühlen und Ängsten auseinander zu setzen
- Hilft, unbewusste Blockaden zu lösen
- Unterstützt psychotherapeutische Behandlungen

fläche und nehmen mit dem Wohlbekannten vorlieb. Sie befürchten, in ihrem Unterbewusstsein Inhalte zu entdecken, die sie zur Veränderung der bestehenden Lebensumstände und ihres Verhaltens zwingen könnten. Doch stoßen sie im Leben immer wieder auf dieselben Schlüsselprobleme, die von der Oberfläche aus leider nicht zu lösen sind.

Um wahrhaft glücklich zu werden, müssen erst tief sitzende Gefühlsblockaden gelöst und verdeckte Emotionen wie Wut, Ärger und Hass erkannt werden, bevor ernsthafte Probleme und Beschwerden auftreten und am Weiterkommen hindern. Den Mut dazu, sich mit seinen Schattenseiten auseinanderzusetzen und sie aufzuarbeiten, verleiht die Black-eyed-Susan-Essenz. Mit ihrer Hilfe kann ein tief greifender innerer Wandel in Gang gesetzt werden, der einem das Unterbewusstsein nicht als Schrecknis, sondern als hilfreichen Begleiter im Leben verstehen lässt.

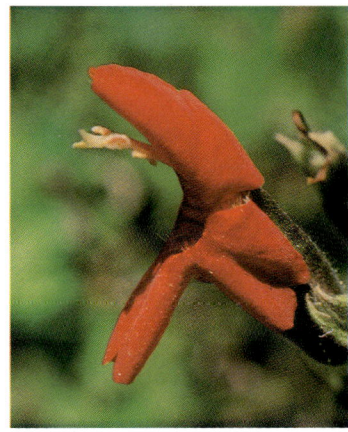

Scarlet Monkeyflower

● Stärkt den Mut gegenüber den eigenen Emotionen und dazu, zum rechten Zeitpunkt aus sich herauszugehen
● Dämpft den Jähzorn

Angst vor der eigenen Wut

Scarlet Monkeyflower – Rote Gauklerblume, Mimulus cardinalis, Rachenblütler, scharlachrot

Scarlet Monkeyflower ist für Menschen gedacht, die dazu neigen, immer alles herunterzuschlucken und ihre Gefühle nicht zu zeigen. Innere, meist erziehungsbedingte Blockaden hindern sie daran, aus sich herauszugehen. Vor allem Zorn oder Wut auszuleben, scheint ihnen nahezu unmöglich.

Diese unterdrückten Emotionen können im Unterbewusstsein jedoch mit der Zeit zu einer hochexplosiven Mischung heranreifen, die irgendwann in unkontrollierbaren cholerischen Wutausbrüchen Entladung sucht. Oft zermürben sie auch den betroffenen Menschen innerlich, was sich nicht selten in schmerzhaften und bisweilen sogar chronischen (Magen-)Beschwerden manifestieren kann.

Für Scarlet-Monkeyflower-Typen ist es wichtig, zu lernen, richtig mit ihren Gefühlen umzugehen und auch ihre Wut zum rechten Zeitpunkt zu zeigen. Das verschafft ihnen den Respekt der anderen und befreit. Besonders wichtig ist dies auch bei Beziehungen, die oberflächlich gesehen friedlich und in Eintracht verlaufen, während es jedoch unter der Oberfläche brodelt. In diesem Fall unterstützt die Blütenessenz dabei, diesen unterdrückten Gefühlen im richtigen Augenblick Ausdruck zu verleihen.

Jede Veränderung ist immer auch ein Wagnis, das es erfordert, Altes und Vertrautes hinter sich zu lassen.

Angst vor Menschenansammlungen

● Corn, → Überforderung im Großstadtgewühl (siehe Seite 81)

Angst vor Veränderung

Cayenne – Einjähriger Paprika/Schotenpfeffer, Capsicum annuum, Nacht-schattengewächs, weiß

Cayenne, die Pfefferpflanze, steht für Feuer, Wärme und Energie. Die Cayenne-Blütenessenz ist angezeigt bei Menschen, die allzu verstrickt sind in Alltagstrott und Routine. Sie verharren vielleicht schon lange Zeit in derselben beruflichen Stellung ohne Aussicht auf Veränderung oder Fortentwicklung. Desgleichen stagnieren ihre Lebensweise und ihre Beziehungen. Aus Angst, ihre Sicherheit aufgeben zu müssen, wagen sie den Sprung nach vorne nicht und versuchen lieber, sich mit einer unbefriedigenden Situation abzufinden. Allgemein zeichnen sie sich durch ein passives und unentschlossenes Verhalten aus.

Die Cayenne-Blütenessenz aktiviert und macht Mut, Neues auszuprobieren. In Kombination mit anderen Blütenessenzen eignet sie sich auch hervorragend als Katalysator, indem sie deren Wirkung verstärkt.

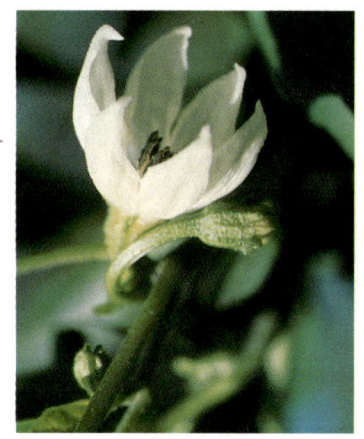

Cayenne
● Bringt auf Trab
● Leitet Veränderungen ein
● Stärkt Aktivität und Willenskraft

Angst vor Vergänglichkeit

Chrysanthemum – Chrysantheme, Chrysanthemum morifolium, Korbblütler, gelb-braun

Die Chrysanthemen-Blütenessenz ist für Menschen geeignet, die die Vergänglichkeit des Daseins allzu sehr fürchten. Sie klammern sich an ihre Jugend, an Besitztümer oder eine gesellschaftliche Stellung. Außerdem neigen sie dazu, sich vor neuen Lebensabschnitten und insbesondere vor dem Tod zu fürchten.

Diese Menschen versuchen, sich vor diesen Ängsten zu schützen, indem sie etwas Materielles von scheinbar bleibendem Wert schaffen. Oft erwirtschaften sie dabei große Reichtümer. Ihre spirituelle Seite verkümmert dabei jedoch, da sie nicht wahrhaben wollen, dass das Irdische nur eine Durchgangsstation auf dem Weg zur Höherentwicklung ist. Bei diesen Menschen kann es tragischerweise vorkommen, dass sie durch Schicksalsschläge, Krisen oder eine schwere Krankheit auf die geistige Dimension des Daseins und den seelischen Ursprung aller Existenz zwangsweise aufmerksam gemacht werden.

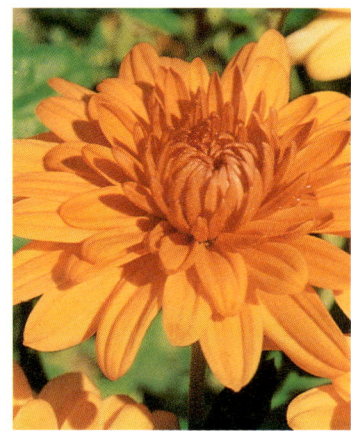

Chrysanthemum
● Erleichtert das Loslassen und das Annehmen neuer Lebensabschnitte
● Stellt Kontakt zu dem geistigen Selbst her

Angst vor Vertrautheit

Poison Oak – Rhus diversiloba, Sumachgewächs, grünlich-weiß

Poison Oak ist passend für Menschen, die sich vor allzu engen Kontakten scheuen und Angst vor Nähe und Vertrautheit haben. Ihr persönliches Reich und ihre Ruhe gehen ihnen über alles. Jede Störung von außen wird daher mit einer geradezu feindseligen Haltung quittiert. Dieser emotionale Verteidigungspanzer hilft ihnen dabei, niemanden an sich heranlassen zu müssen. Der Poison-Oak-Typ handelt auf diese Weise, weil er im Grunde ein äußerst verletzlicher

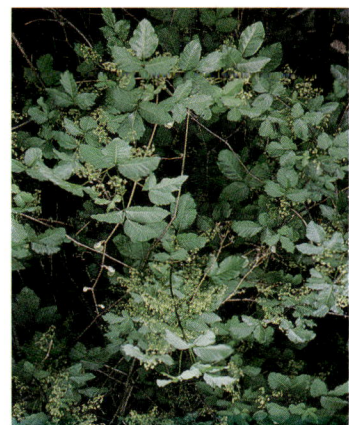

Poison Oak
● Erleichtert es, sich zu öffnen und der eigenen Sensibilität zu begegnen
● Verhilft zu »innerer Weite«

23

Mensch ist und Schwierigkeiten hat, mit seinem ausgepräg-ten Empfindungsvermögen umzugehen. Seine große Sensibi-lität will er weder sich selbst noch anderen Menschen gegenüber eingestehen. Auch tiefe Naturerlebnisse machen dem Poison-Oak-Typ Angst. Aus diesem Grund wagt er sich höchstens in die Natur hinaus, wenn er dabei aktiv Sport treibt. Denn das vermittelt ihm das Gefühl, Herr der Lage zu bleiben und den Naturkräften nicht ausgeliefert zu sein.

Die Poison-Oak-Blütenessenz verhilft diesen Menschen zu einem seelischen Gefühl der Weite, was bisherige Begren-zungen aufbrechen kann.

Angstzustände

Saint John's Wort – Johanniskraut, Hypericum perforatum, Hartheu-gewächs, gelb

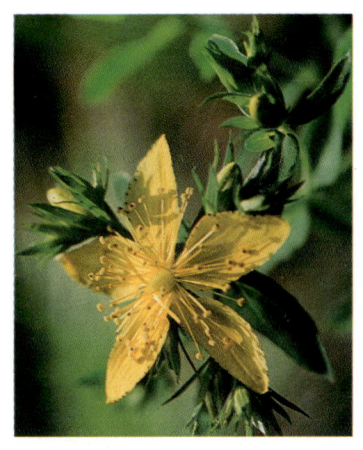

Saint John's Wort
● Beruhigt und schenkt Geborgenheit
● Mildert die Angst vor Feuer
K: Hilfreich bei Albträumen, Furcht vor Dunkelheit, Bettnässen oder Schlafwandeln

Mit der Saint-John's-Wort-Essenz können sich Menschen helfen, die eine verfeinerte Wahrnehmungsfähigkeit besit-zen, davon jedoch in Angst versetzt werden. Wenn sie die Erfahrung eines außerkörperlichen Bewusstseinszustandes machen oder einen Traum sehr tief erlebt haben, dann sind sie anschließend zutiefst verunsichert. Aus diesem Grund fürchten sie sich auch oft vor dem Einschlafen.

Auf der körperlichen Ebene manifestiert sich ihre Sensibilität darin, dass sie Stress, aber auch starke Sonneneinstrahlung meist schlecht vertragen und nicht selten mit allergischen Hauterscheinungen reagieren. Der Saint-John's-Wort-Typ hat auch häufig Angst vor Feuer, das er als zerstörerisch und nicht als schützend empfindet. Die Saint-John's-Wort-Essenz verhilft zur Hingabe an die guten Kräfte des Lichts und an die innere Führung. Auch die Furcht vor unangenehmen Zustän-den während der Nacht oder im Schlaf können durch sie gemildert werden.

Antriebsschwäche

Tansy – Rainfarn, Tanacetum vulgare, Korbblütler, gelb

Von dem amerikanischen Autor Tennessee Williams stammt das Zitat: »Der Wolf vor meiner Tür, der mich zerreißen will, ist meine eigene Bequemlichkeit.« Dieses Zitat kennzeichnet auch den Tansy-Typ. Denn die Schwierigkeiten, denen er begegnet, gründen meist in seiner Antriebsschwäche. Diese Menschen sind sich zwar darüber im Klaren, dass dies oder jenes erledigt oder auf den Weg gebracht werden muss, doch siegt die Trägheit über die Ausführung der Pläne. Grund für die allgemeine Motivationslosigkeit des Tansy-Typs sind meist seelische Blockaden oder ein Mangel an sinnvollen Aufgaben im alltäglichen Leben.

Die Tansy-Blütenessenz hilft, mit frischem Elan neue Ziele anzusteuern, die Lethargie zu überwinden und sich auch einmal Mühen und Anstrengungen auszusetzen.

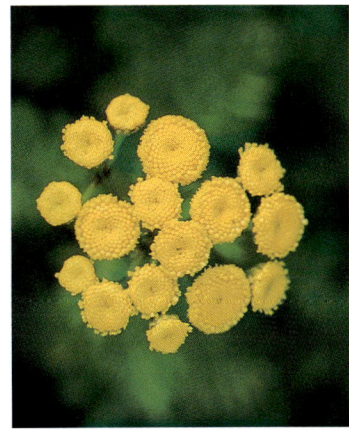

Tansy

- Aktiviert
- Macht entschlossen
- Gibt frischen Schwung
- Lässt neue Ziele erkennen

Asthma

- Yerba Santa, → Melancholie (siehe Seite 58 f.)

Ausdrucksschwäche

Trumpet Vine – Trompetenblume, Campsis tagliabuana, Begoniengewächs, orangerot

Trumpet Vine spricht Menschen an, die Schwierigkeiten damit haben, sich verbal auszudrücken. Dies kann sich zum Beispiel darin zeigen, dass sie sich davor scheuen, mit lauter Stimme vor anderen zu sprechen oder dass sie nicht die richtigen Worte finden. Auch nervöse Sprachstörungen wie Kurzatmigkeit und Stottern können diesen Menschen zum Problem werden. Trumpet Vine hilft, das Selbstbewusstsein

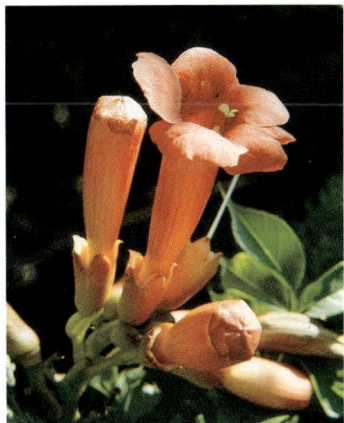

Trumpet Vine

- Stärkt das Selbstbewusstsein und das Durchsetzungsvermögen
- Steigert die verbale Kraft und das Ausdrucksvermögen; ideal für Schauspieler und Redner

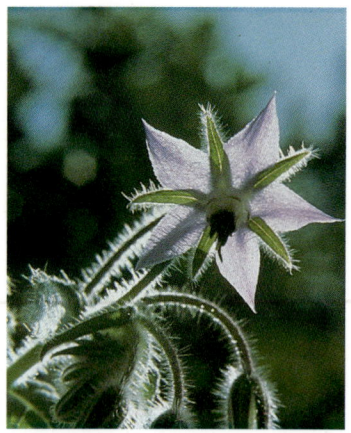

Borage
- Schenkt Mut und neue Kraft
- Gibt Zuversicht und Stärke bei Herausforderungen
- Macht ein leichteres Herz

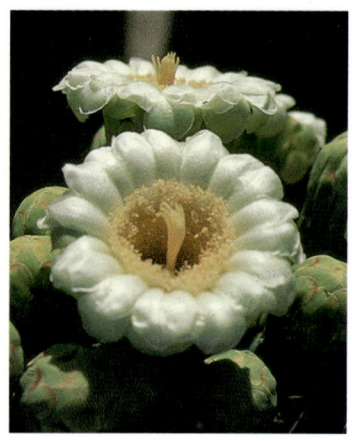

Saguaro
- Weckt die Einsicht, dass es besser ist, für etwas zu kämpfen
- Erleichtert die Teamfähigkeit
K: Bei ständiger Auflehnung gegen Erwachsene

zu stärken und – wie der Name der Blume andeutet – die eigene Stimme wie eine Trompete erschallen zu lassen, wenn es darum geht, den eigenen Standpunkt vor anderen zu vertreten.

Ausgelaugtsein

Borage – Echter Borretsch/Gurkenkraut, Borago officinalis, Raublattgewächs, blau

Die Essenz ist geeignet für Menschen, die entmutigt sind und sich gefühlsmäßig ausgelaugt fühlen. Ein Trauerfall, eine schwere Erkrankung, auch ungelöste Konflikte und ständige Streitereien können diesen Zustand der Niedergeschlagenheit herbeiführen. Man weiß nicht, wie es weitergehen soll und fragt sich, woher man nur die Kraft zum Weiterleben nehmen soll. Menschen, die sich in einer solchen Lebenssituation befinden, fühlen sich beengt ums Herz, ohne Schwung und Antriebskraft. Dies kann über kurz oder lang zu Herzbeschwerden führen.
Mit Hilfe der Borage-Blütenessenz gewinnt der Mensch wieder frische Antriebkraft auf der Suche nach einem Weg aus einer ausweglos erscheinenden Situation.

Autoritätsprobleme

Saguaro – Riesensäulenkaktus, Cereus gigantus, Kakteengewächs, weiß

Die Essenz aus den Blüten der Riesenkakteen kann helfen, Probleme mit Autoritätspersonen zu bewältigen. Besonders Heranwachsende kämpfen oft gegen Traditionen, Eltern, Lehrer, Ausbilder und Vorgesetzte an. Der Saguaro-Typ ist jedoch kein Rebell, der aus einer tieferen Überzeugung heraus handelt, sondern ein Mensch, der schlicht kämpft, um es

»denen da oben« einmal richtig zeigen zu können. Aus diesem Grund übersieht er leicht, dass Autoritätspersonen nicht willkürlich, sondern oft aufgrund ihrer nutzbringenden Leistungen mit Führungsaufgaben betraut wurden. Und er sieht nicht, dass manche Tradition auch Sinn macht und das Leben gestalten hilft.

Häufig basiert diese Einer-gegen-alle-Haltung auf Erlebnissen in der Kindheit, die mit Gefühlen der Wehrlosigkeit einhergingen. Die Saguaro-Blütenessenz hilft, negative Autoritäten von positiven zu unterscheiden und bei Jugendlichen das Bewusstsein für sinnvolle Traditionen zu erwecken.

Beeinflussbarkeit

Pink Yarrow – Rosa Schafgarbe, Achillea millefolium, Korbblütler, rosa

Feinfühlige Menschen und solche, die ihre Wahrnehmungsfähigkeiten spirituell entwickelt haben, können sich gegen die Stimmungen ihrer Mitmenschen oft nicht ausreichend abschirmen. Ohne es zu bemerken, werden sie von den Emotionen und Nöten anderer Menschen stark beeinflusst. Sie haben Schwierigkeiten, zwischen ihren Anliegen und denen ihrer Umgebung zu unterscheiden. Dies ist ein Mangel, der einen daran hindert, sich mit sich selbst auseinander zu setzen. Sehr wirksam zeigt sich diese Blütenessenz bei Menschen in Heilberufen, die dazu neigen, sich zu sehr mit den Leiden und Nöten ihrer Patienten zu identifizieren. Denn sie hilft, sinnloses Mitleiden, das nur unnötig Energie kostet, von sinnvoller Anteilnahme zu trennen.

Behinderung (körperlich)

- Penstemon, → Lebenskrisen (siehe Seite 49)

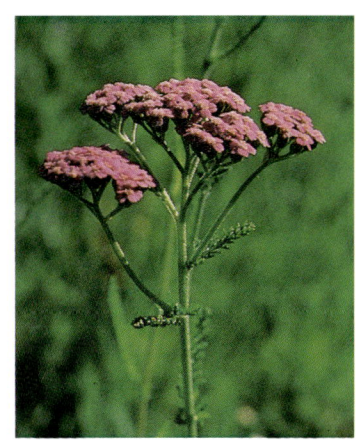

Pink Yarrow
- Wirkt als Schutzessenz
- Macht emotional stabil
- Mildert Wetterfühligkeit
K: Bei ständigen Spannungen in der Umgebung

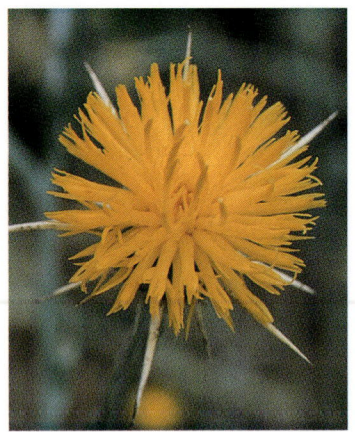

Star Thistle
- Stärkt die Einsicht, Teil eines großen Ganzen zu sein
- Macht großzügiger
- Eröffnet den Weg zu den Reichtümern der Seele

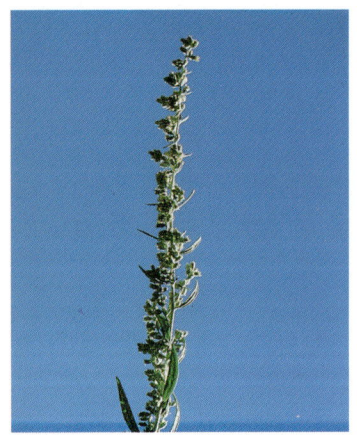

Mugwort
- Verdeutlicht Grenzerfahrungen
- Stärkt die Fähigkeit, sich an Träume zu erinnern und Unterbewusstes besser wahrzunehmen

Besitzgier

Star Thistle – Sonnenwendflockenblume, Centaurea solstitialis, Korbblütler, hellgelb

Besitzgier und Geiz sind oft das Ergebnis der Angst, einen einmal erlebten Mangel wieder erleiden zu müssen. Vor allem zu wenig Liebe und Anerkennung in der Kindheit führen zu dem ständigen Gefühl, nicht genug bekommen zu können. Die Gier nach mehr und gleichzeitig das Geizen mit allem, was einem gehört, kann sich auf die gesamte Persönlichkeit erstrecken. Solche Menschen geben nicht gerne etwas von sich preis und wirken daher unnahbar und verschlossen, was sie oft einsam macht.

Die Star-Thistle-Essenz hilft, von übertriebenem Sicherheitsdenken und Ängsten um das eigene Wohlergehen loszukommen.

Bettnässen

- Saint John's Wort, → Angstzustände (siehe Seite 24)

Bewusstseinserweiterung

Mugwort – Beifuß, Artemisia douglasiana, Korbblütler, gelbbraun

Die Bewusstseinserweiterung, die mit Mugwort erzielt werden kann, vollzieht sich in den Grenzbereichen der Wahrnehmung.

Der Traum bzw. der Übergang vom Schlafen zum Wachen ist einer dieser Grenzbereiche. Die Mugwort-Essenz kann Träume bewusster machen und Menschen dabei helfen, sich deutlicher an sie zu erinnern. Da Mugwort in direkter Beziehung zu den nächtlichen »Kräften des Mondes« sowie zu Empfänglichkeit und Auflösungstendenzen steht, werden alle seelischen Vorgänge, die sich während des Schlafes ereignen, transparenter und nachvollziehbarer.

Dies kann dabei helfen, wertvolle Einblicke in die eigene Psyche zu gewinnen und folglich mit gelegentlich auftretenden seelisch bedingten Überreaktionen wie hysterischen Zuständen oder psychischer Überaktivität besser fertig zu werden. Auch bei der Versenkung in Form von Meditationsübungen, Hypnose, autogenem Training und anderen Techniken, die das Alltagsbewusstsein ausgrenzen, steigert die Mugwort-Essenz die Wahrnehmungsfähigkeit.

Beziehungsunfähigkeit

● Golden Ear Drops, → Schmerzvolle Erfahrungen in der Kindheit (siehe Seite 67 f.)

Bindungsängste

Sweet Pea – Wicke, Lathyrus latifolus, Schmetterlingsblütler, karminrot

Der Sweet-Pea-Typ leidet unter Bindungsängsten, die sich vor allem auf Familienmitglieder, Arbeitskollegen und soziale Gruppen beziehen. Oft findet sich in seiner Vergangenheit ein zerrüttetes Elternhaus, Verlust der Heimat oder ganz allgemein eine enttäuschende Erfahrung mit Gemeinschaften. Später scheut er sich, Aufgaben zu übernehmen und Verantwortung zu tragen. Wichtig ist, dass sich diese Menschen darüber Gedanken machen, welchen Wert sie eigentlich für andere haben. Oft weicht bei ihnen nämlich das eigene Selbstwertgefühl stark von der Einschätzung durch ihre Mitmenschen ab. Die Einsicht, dass man von anderen gebraucht wird, hilft denjenigen, die aufgrund ihrer negativen Erfahrungen unter Minderwertigkeitsgefühlen leiden und deshalb vermeiden, sich in eine Gruppe einzubringen.

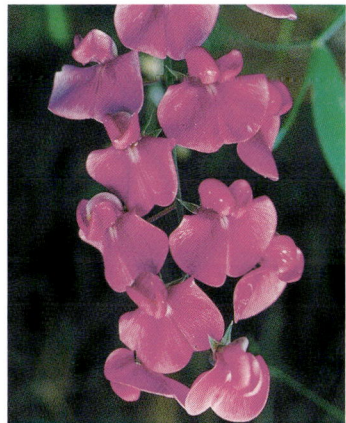

Sweet Pea

● Erleichtert es, Beziehungen einzugehen und Verantwortung zu übernehmen
● Stärkt Gemeinschaftsgefühle

Die Sweet-Pea-Blütenessenz kann die Scheu vor sozialen Bindungen und sozialer Verantwortung deutlich mildern. Auch das Gefühl, zu einer Gruppe zu gehören und darin eine bestimmte Aufgabe zu haben, wird gestärkt.

Depressive Verstimmungen

- Scotch Broom, → Weltschmerz (siehe Seite 91)

Drogenprobleme

- California Poppy, → Spirituelle Rastlosigkeit (siehe Seite 75)
- Milkweed, → Abhängigkeiten (siehe Seite 16)

Ehrgeiz

- Dandelion, → Gefühlsstau (siehe Seite 36 f.)

Einsamkeit

- Sweet Pea, → Bindungsängste (siehe Seite 29 f.)
- Violet, → Schüchternheit (siehe Seite 69)
- Trillium, → Machtbesessenheit (siehe Seite 51)

Emotionale Kälte

Evening Primrose – Nachtkerze, Oenothera hookeri, Nachtkerzengewächs, gelb

Der Evening-Primrose-Typ fühlte sich als Kind unerwünscht oder schlecht behandelt und wurde im schlimmsten Fall geschlagen oder sogar missbraucht. Später weigerte sich dieser Mensch, tiefere emotionale Bindungen einzugehen, aus Angst vor erneuter Verletzung oder Enttäuschung. Er ist

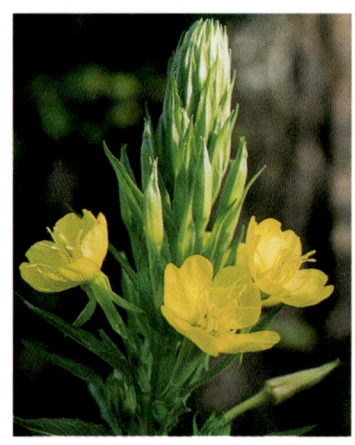

Evening Primrose

- Fördert die Bereitschaft zur Verantwortung
- Hilft, Liebe zu schenken und sie zuzulassen
- Weckt die Freude an körperlicher Liebe
- Nimmt die Bindungsangst

unfähig, Wärme und Liebe zu schenken oder zu empfangen und sperrt sich gegenüber jeder Form von emotionaler Abhängigkeit im zwischenmenschlichen Bereich. Auch für Kinder möchte er im Zweifelsfall keine Verantwortung übernehmen. Aus dieser emotionalen Weltsicht heraus resultiert bei diesen Menschen auch meist eine ablehnende Haltung gegenüber Sexualität.

Die Ursachen für diese Lebenseinstellung können auch vor der eigenen Geburt liegen. Hier ist die Seele nach Katz/ Kaminski noch offen und empfängt »ihre ersten Eindrücke vom Leben auf Erden«. Erleidet die werdende Mutter z. B. einen Schock, einen Unfall oder erfährt sie andere unangenehme Gefühle, so können sich diese Negativerlebnisse auf das Ungeborene übertragen. Das Kind und später der erwachsene Mensch leiden daher nicht selten unter der ständigen Empfindung, ungewollt und nicht liebenswert zu sein. Sie vermeiden dann die emotionale Nähe zu anderen.

Die Evening-Primrose-Blütenessenz mildert die Angst vor Enttäuschung oder Verletzung durch andere Menschen, denen man sich anvertraut. Außerdem fördert sie Wärme und Offenheit in Partnerschaften und Beziehungen zu Freunden und Bekannten.

Empfindlichkeit

Yarrow – Gewöhnliche Schafgarbe, Achillea millefolium, Korbblütler, weiß oder rosa

Wie die Pink-Yarrow- oder die Saint-John's-Wort-Blütenessenz gehört auch die Yarrow-Blütenessenz zu den Schutzessenzen. Sie ist ideal für Menschen, die besonders empfindlich auf Einflüsse von außen reagieren. Wie ein Schwamm saugen sie negative Gefühle oder Gedanken aus ihrer Umgebung auf. Daher sind sie verletzbar und leicht aus dem

Empfindliche Menschen haben oft Probleme, sich negativen äußeren Einflüssen zu entziehen. Die Yarrow-Essenz verstärkt die Fähigkeit des Sichabgrenzens und wirkt stabilisierend auf das Immunsystem. Im Umgang mit anderen fördert sie eine ausgewogene Sensibilität.

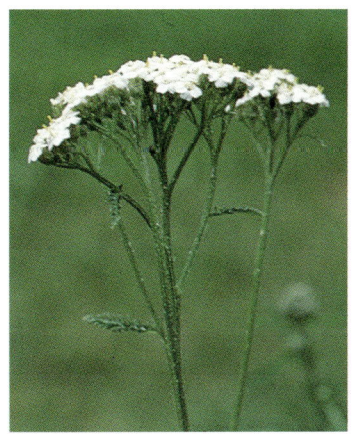

Yarrow
- Ist eine Schutzessenz
- Hilfreich bei Allergien
- Stärkt in Krisensituationen oder während einer Schwangerschaft
K: Bietet Schutz vor negativen Stimmungen anderer

Gleichgewicht zu bringen. Häufig leiden sie zudem unter Konzentrationsschwäche. Auch vor schädlichen Umwelteinflüssen wie Elektrosmog oder Luftverschmutzung sind sie nicht ausreichend geschützt, was sich in Allergien oder Störungen des Immunsystems manifestieren kann.

Menschen, die in Heilberufen tätig sind und sich im Übermaß mit den Krankheiten und Sorgen ihrer Patienten identifizieren, gehören häufig zum Yarrow-Typ. Bei dieser Art von seelischer Dünnhäutigkeit bietet die Yarrow-Blütenessenz einen hervorragenden Schutz, denn sie schirmt gegen negative Einflüsse von außen ab.

Empfindungsarmut

Nicotiana - Ziertabak, Nicotiana alata, Nachtschattengewächs, karminrot

Nicotiana-Menschen sind zumeist Einzelgänger. Sie führen ein scheinbar eintöniges Leben, in dem alle Handlungen und Gegenstände auf ihre bloße Funktion hin ausgerichtet sind. Es gibt nichts Überflüssiges oder Bequemes in ihrem Umfeld. Alles erscheint durch und durch rationalisiert. Selbst den eigenen Körper scheint der Nicotiana-Typ wie eine Maschine zu gebrauchen, der man lediglich Brennstoff zuführt, um sie am Leben zu erhalten. Gefühle, sentimentale Stimmungen oder Leidenschaften gestattet er sich nicht. Wenn Menschen ihm gegenüber ihre Emotionen ausbreiten, überfällt ihn eine Art Hilflosigkeit. Die Ursachen für eine derartige Verhärtung können in einer als lieblos erlebten Kindheit liegen, die langfristig zu einer Abstumpfung Gefühlen gegenüber führte bzw. dem Eindruck, dass diese überflüssig seien.

Nicotiana hilft dabei, Frieden mit sich selbst zu schließen. Denn erst wenn die innere Harmonie erreicht ist, wenn Körper und Seele in einem gesunden Verhältnis zueinander stehen, kann Wärme empfunden und weitergegeben werden.

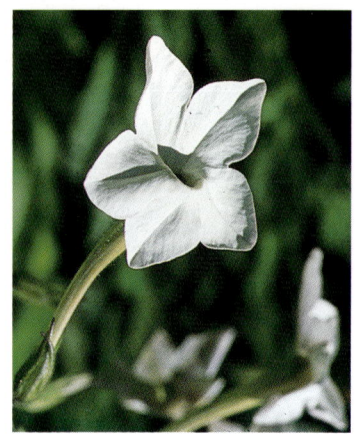

Nicotiana
- Fördert den inneren Frieden
- Unterstützt das Geerdetsein
- Wirkt positiv auf das Einssein mit sich selbst

Erschöpfung

- Aloe vera, → Workaholic (siehe Seite 93)
- Nasturtium, → Kopflastigkeit (siehe Seite 47)

Erstarrung

- Cayenne, → Angst vor Veränderung (siehe Seite 22)

Essstörungen

- Manzanita, → Ablehnung des Körperlichen (siehe Seite 16 f.)
- Mariposa Lily, → Mutter-Kind-Beziehung (siehe Seite 61 f.)

Fantasielosigkeit

- California Poppy, → Spirituelle Rastlosigkeit (siehe Seite 75 f.)
- Iris, → Mangel an Inspiration (siehe Seite 52)

Faulheit

- Tansy, → Antriebsschwäche (siehe Seite 25)

Flucht in die Vergangenheit

Sagebrush – Wermut, Artemisia tridentata, Korbblütler, gelb

Der Sagebrush-Typ ist in gewissem Sinn ein ewig Gestriger. Solche Menschen neigen dazu, ein Selbstbild zu entwickeln, das nicht den aktuellen Umständen entspricht, sondern sich auf vergangene Lebensperioden bezieht. So fängt z.B. die überlastete Schülerin an, Daumen zu lutschen, weil sie damit die Sicherheit und Geborgenheit ihrer Kindertage heraufbeschwört; oder die 50-jährige gebärdet sich wie eine Studentin, nur um das Lebensgefühl und die Leichtigkeit ver-

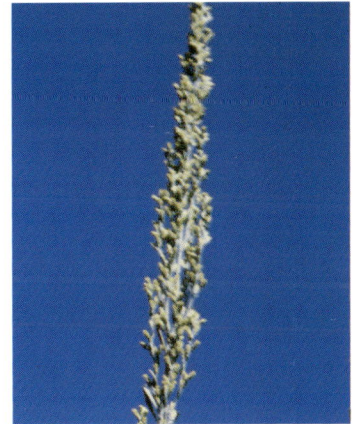

Sagebrush
- Hilft, gegenwärtigen Problemen zu begegnen
- Gibt die Kraft, Beendetes ruhen zu lassen
- Macht Mut zu Veränderungen

gangener Jugendtage einzufangen. Die Ursache für ein sogenanntes regressives Verhalten besteht meist in einer Überforderung durch die aktuelle Lebenssituation und die dadurch entstandene Schwierigkeiten. Da Menschen vom Sagebrush-Typ den Ansprüchen der Gegenwart nicht gerecht zu werden glauben, fliehen sie innerlich in vergangene Zeiten. Beim Zurechtrücken des eigenen Selbstbildes ist die Sagebrush-Essenz äußerst hilfreich. Sie bringt den Menschen in die Gegenwart zurück und stärkt den Blick auf neu gewonnene Fähigkeiten und Eigenschaften; außerdem wird er fähig, sich von überhöhten Erwartungen oder Ansprüchen zu befreien.

Fremdheitsgefühle

Shooting Star – Götterblume, Dodecatheon hendersonii, Primelgewächs, purpur

Shooting Star hilft denjenigen, die das Gefühl haben, nicht richtig zur Welt gekommen zu sein. Das bezieht sich auf Menschen, die tatsächlich einige Wochen vor der Zeit geboren wurden oder andere Geburtstraumata zu durchleben hatten. Es betrifft aber auch diejenigen, die psychisch gesehen immer in der Luft zu schweben scheinen und Gefahr laufen, den Boden unter den Füßen zu verlieren.

In Gemeinschaft mit anderen Menschen fühlen sie sich aufgrund ihres mangelnden Selbstwertgefühls oftmals fremd und anders als alle anderen. Sie haben daher große Probleme damit, Kontakte aufzubauen, Freundschaften zu schließen und diese aufrechtzuerhalten. Auch das Verhältnis zu ihrer eigenen Körperlichkeit ist eher skeptischer und ablehnender Natur. Die Blütenessenz Shooting Star stärkt die Erdverbundenheit. Sie hilft unsicheren Menschen, sich in Gemeinschaften besser zu behaupten und ihre eigene Position zu definieren.

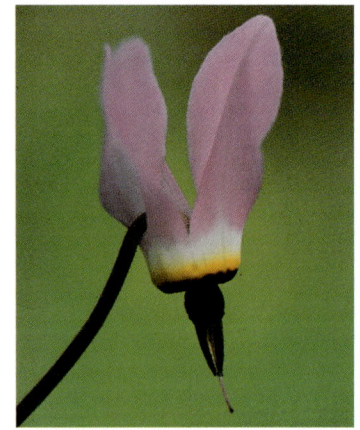

Shooting Star
- Mildert das Gefühl, sich als Fremdkörper zu fühlen
- Stärkt das Körperbewusstsein
- Ist hilfreich bei Frühgeburten
K: Verhilft dem Ungeborenen zu Geborgenheitsgefühlen

Gedanken- und Ausdrucksschwäche

Cosmos – Cosmea, Cosmos bipinnatus, Korbblütler, purpurrot-gelb

Manchen Menschen gehen so viele Gedanken und Ideen auf einmal durch den Kopf, dass sie sie nicht ordnen, geschweige denn verständlich in Worte fassen können. Ihre Sätze klingen daher oft wirr und ihre Worte überstürzen sich. Oft sind sie schon dabei, ihre Gedanken zu formulieren, bevor sie sie richtig durchdacht haben. Nur kann sie auf diese Weise kaum jemand verstehen. Grundsätzlich sprechen Cosmos-Typen zu schnell, verhaspeln sich öfter und produzieren alles in allem ein Durcheinander an Worten und Sätzen, aus dem niemand so recht schlau wird und dem auf Dauer auch keiner mehr zuhören will. Der Cosmos-Typ, der diese Kommunikationsschwierigkeiten und Wirrnisse verursacht hat, ist dann enttäuscht. Er fühlt sich von seinen Zuhörern missverstanden, obwohl er bisweilen wirklich gute Ideen hat, denen zu folgen sich für andere Menschen durchaus lohnen würde.

Die Cosmos-Essenz kann dabei helfen, die Umsetzung der Gedanken in Worte zu fördern.

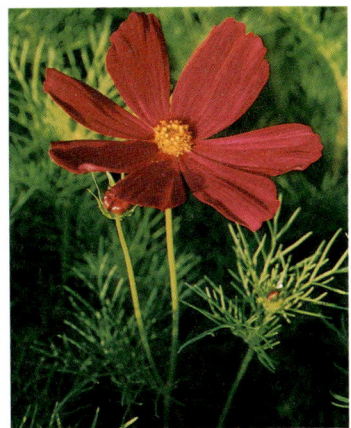

Cosmos
● Fördert die Denkfähigkeit
● Verbessert die sprachliche Ausdruckskraft

Gefahr des Abrutschens

Black Cohosh - Traubensilberkerze, Cimicifuga racemosa, Hahnenfußgewächs, weiß

Eine Vielzahl äußerer Umstände kann dazu führen, dass ein Mensch sein inneres und äußeres Gleichgewicht verliert. Häufig entfernt man sich dabei von der eigenen Bestimmung oder der Richtung des Lebenswegs, die man man bisher eingeschlagen hatte. Menschen, deren Abwehrkräfte geschwächt sind, weil ihr Selbstbewusstsein wenig ausgeprägt ist oder weil sie niemanden haben, der ihnen den Rücken stärkt, sind häufiger als andere in Gefahr, in Lebenssituationen zu gera-

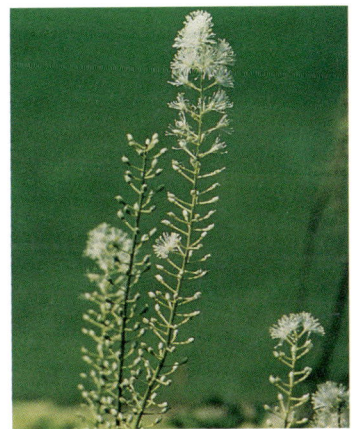

Black Cohosh
● Hilft, sich negativen Lebenssituationen zu stellen
● Zur Entwicklung von Mut
● Hilft, sich zu befreien

ten, die sie sozial immer weiter abgleiten lassen. Auch traumatische Erlebnisse in Kindheit und Jugend, die einen Verlust an Eigenliebe nach sich zogen, können dazu führen, sich von seinem inneren »guten« Wesenskern zu entfremden. Menschen, die davon betroffen sind, verharren oft jahrelang in Beziehungen zu Partnern, die sie demütigen und ihnen Energien rauben. Auch ein gewalttätiges Umfeld ist nicht selten. Andere wiederum flüchten sich in den Missbrauch von Rauschmitteln, um sich der Wirklichkeit zu entziehen. Dabei kommt es oft zum völligen Rückzug von der Außenwelt.

Die Black-Cohosh-Essenz hilft dabei, zurück zu sich selbst zu finden und seine Kräfte gegen negative und zerstörerische Einflüsse zu bündeln. Sie fördert zudem die Bereitschaft, sich anderen Menschen zu öffnen und sich im Gespräch von quälenden Gedanken zu befreien.

Gefühlsblockade

● Golden Ear Drops, → Schmerzvolle Kindheitserfahrungen (siehe Seite 67 f.)

Gefühlsstau

Dandelion – Löwenzahn, Taraxacum officinale, Korbblütler, gelb

Wenn starke Emotionen oder Konflikte unterdrückt oder verdrängt werden, können sie sich im Körper manifestieren und den Energiefluss blockieren. Mit der Zeit kann ein Gefühlsstau massive Verspannungen hervorrufen, z.B. im Bereich von Schultern und Nacken. Dies passiert vor allem Menschen, die sich ständig stark unter Druck setzen. Sie können nicht loslassen, wirken nach außen verbissen und äußerst ehrgeizig. Ihre ganze Aktivität scheint nur darauf ausgerichtet zu sein, bestimmte Ziele zu erreichen.

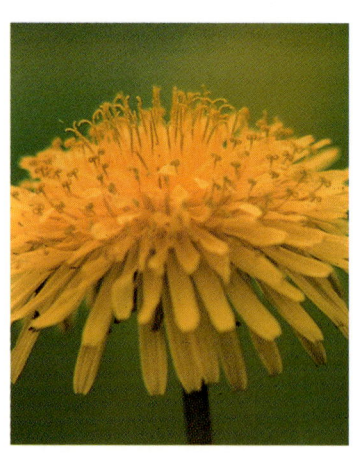

Dandelion
● Bekämpft Verkrampfungen im Nackenbereich
● Dient der Begleitung von entspannenden Körpertherapien
● Zur äußeren Anwendung einige Tropfen ins Badewasser oder in die Massagecreme geben

Mit Hilfe der Dandelion-Essenz können Spannungsschmerzen im Schulter- und Nackenbereich erleichtert und gelöst werden. Auch bei Körpertherapien, deren Hauptaugenmerk auf dem Abbau von Energieblockaden liegt, ist sie eine gute Begleiterin und hilfreiche Unterstützung. Insgesamt fördert sie bei Menschen, wieder mehr auf ihre seelischen Bedürfnisse zu achten.

Gefühlsüberschwang

● Fuchsia, → Verdrängte Gefühle (siehe Seite 88)

Geistige Trägheit

Peppermint – Pfefferminze, Mentha piperita, Lippenblütler, hellviolett

Das ätherische Öl der Pfefferminzpflanze ist ein bewährtes, äußerlich anzuwendendes Mittel bei Spannungskopfschmerzen und zur allgemeinen Erfrischung.
Die Peppermint-Blütenessenz wirkt in ähnlicher Weise – allerdings nicht auf körperlicher, sondern auf geistiger Ebene. Sie erfrischt das Denken und macht einen klaren Kopf. Gut geeignet ist sie auch bei geistiger Lethargie und intellektuellen Ermüdungserscheinungen von Menschen, die viel »Kopfarbeit« leisten. Auch bei Konzentrations- und Erinnerungsproblemen kann die Essenz belebend wirken. Darüber hinaus regt sie die allgemeine Aufnahme- und Lernfähigkeit an, wovon besonders Schüler, Studenten oder Prüflinge profitieren können.

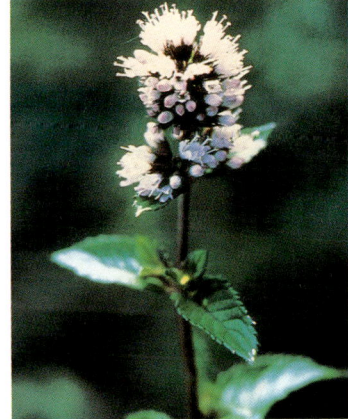

Peppermint
● Fördert die geistige Frische
● Stärkt die Gedächtnisleistung
● Ist ideal für geistig beanspruchte Menschen
K: Hilft bei Lern- oder Konzentrationsschwierigkeiten

Geiz

● Star Thistle, → Besitzgier (siehe Seite 28)

Geschlechtsumwandlung

- Calla Lily, → Mangel an sexueller Identität (siehe Seite 53 f.)
- Trillium, → Machtbesessenheit (siehe Seite 51)

Harmoniesucht

- Mountain Pride, → Konfliktscheuheit (siehe Seite 45)

Hellsichtigkeit

Queen Anne's Lace – Wilde Karotte, Daucus carota, Doldenblütler, weiß

Viele Menschen haben Probleme damit, Personen richtig einzuschätzen. Oft lassen sie sich dabei durch das äußere Verhalten und den Ausdruck einer Person, die nicht selten seinen eigentlichen inneren Absichten entgegengesetzt ist, irreführen.

Den Mangel an seelischem Durchblick beschreiben Katz/Kaminski als eine »Trübung der emotionalen Linse der Seele«. Sie resultiert aus einer Disharmonie zwischen unseren geistig-seelischen und körperlich-triebhaften Energien. Die Queen-Anne's-Lace-Essenz fördert ein geschärftes Wahrnehmungsvermögen, eine Art Hellsichtigkeit, die ein jeder von uns bis zu einem gewissen Grad entwickeln kann. Dabei geht es um die Fähigkeit, jemanden nicht nur von außen zu beurteilen, sondern auch den inneren Ausdruck, also die Person hinter der äußeren Fassade, wahrzunehmen. Die im Inneren brodelnden Aggressionen einer Person lassen sich auf diese Weise leicht erspüren, auch wenn diese ein freundliches Gesicht macht. Derartige Beobachtungen können so genau sein, dass Außenstehende sie für den Ausdruck übersinnlicher Kräfte halten. Tatsächlich ist diese Fähigkeit, die Dinge hinter den Dingen zu sehen, wohl eher Ausdruck einer guten Menschenkenntnis.

Queen Anne's Lace
- Harmonisiert die körperlichen mit den geistig-seelischen Kräften
- Hilft bei geistig-seelischen Reinigungsprozessen
- Verfeinert die Wahrnehmungsfähigkeit
- Kann bei psychisch bedingten Sehstörungen helfen

Herzbeschwerden

- Aloe vera, → Workaholic (siehe Seite 93)

Herzenge

- Borage, → Ausgelaugtsein (siehe Seite 26)

Humorlosigkeit

Zinnia – Zinnie, Zinnie elegans, Korbblütler, verschiedene Farben

Der Zinnia-Typ ist ernst und verantwortungsbewusst. Vernunft und Selbstdisziplin bestimmen sein Handeln. Alles Kindliche oder Kindische ist ihm fremd. Dass man den Wechselfällen des Lebens mit Humor begegnen, fröhlich, heiter und auch einmal albern sein kann, hat der Zinnia-Typ weitgehend verlernt. Oft waren solche Menschen gezwungen, zu früh erwachsen zu werden und Verantwortung für sich und andere zu übernehmen. Kindliche Eigenschaften wie Spontaneität, Fantasie, Unbeschwertheit und Experimentierfreudigkeit sind ihnen auf diesem Weg verloren gegangen.
Die Essenz hilft dabei, die kindlichen Aspekte des Menschen wieder zur Geltung zu bringen und ihn fröhlicher und unbeschwerter werden zu lassen. Auch das Verständnis für Kinder nimmt im Allgemeinen zu.

Ichbezogenheit

Yellow Star Tulip – Gelbes Katzenohr, Calochortus monophyllus, Liliengewächs, gelb

Diese Blütenessenz hilft Menschen, die allzu Ichbezogen leben und damit den Blick für das Befinden, Anliegen, Sorgen und Leiden anderer verloren haben. Sie wirken desinteres-

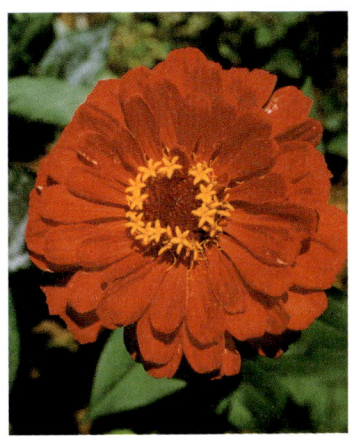

Zinnia
- Fördert die kindliche Seite in uns und das Verständnis für Kinder
K: Macht zu ernsthafte Kinder unbeschwerter

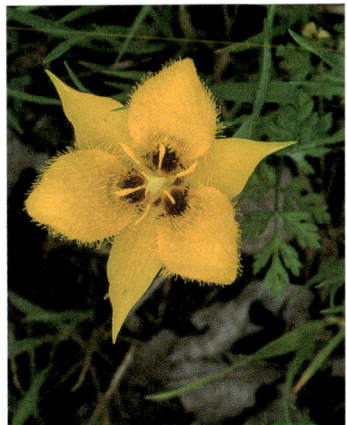

Yellow Star Tulip
- Weckt Einfühlungsvermögen
- Kann in Beziehungen und bei sozialem Verhalten helfen

39

siert und kümmern sich nur um ihr eigenes Wohl. Ihr Innerstes ist wie von einem Panzer umgeben, der einen lebendigen Austausch mit anderen Menschen blockiert. Aufgrund des ständigen Kreisens um sich und seine Belange finden die positiven Werte, die in der Seele dieser Menschen im Verborgenen schlummern, keinen Weg mehr nach draußen. Das hat unter anderem zur Folge, dass sie die Wirkung ihrer Handlungen oft völlig falsch einschätzen und sich bisweilen taktlos und verletzend benehmen.

Mit Hilfe der Yellow-Star-Tulip-Essenz kann der Ichpanzer aufgebrochen und Klarheit über die Wirkungen des eigenen Tuns gewonnen werden. Auch Menschen in Heilberufen, die ihre Kräfte auf Patienten übertragen, stärkt diese Essenz.

Immunschwäche

● Echinacea, → Selbstentfremdung (siehe Seite 70 f.)

Innere Angespanntheit

Chamomile – Hundskamille, Anthemis cotula, Korbblütler, gelb-weiß

Die Kamillenblütenessenz spricht Menschen an, die innerlich angespannt, verkrampft oder gestresst sind. Um ein bestimmtes Ziel zu erreichen, versuchen sie, mehr Kraft zu mobilisieren, als sie eigentlich haben, was schließlich zu Verspannungen und Verkrampfungen (besonders in der Magengegend) führt. Diese Menschen neigen dazu, sich in eine Idee zu verrennen; sie sind immer nur mit ihren eigenen Angelegenheiten beschäftigt. Zudem sind sie überzeugt davon, dass etwas nur gelingen kann, wenn nur sie sich darum kümmern. Ihnen fehlt das Vertrauen, dass, nachdem alles Menschenmögliche getan ist, sich bestimmte Dinge auch ohne weiteres Zutun positiv entwickeln können.

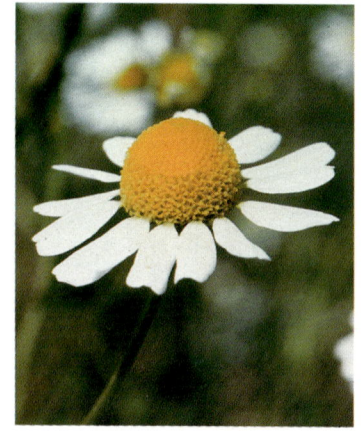

Chamomile
● Führt zu innerer Ruhe
● Lindert Schlafstörungen und Schmerzen in der Magengegend
● Hilft bei Reizbarkeit infolge von Entzugserscheinungen
K: Hilft bei Hyperaktivität

Die Chamomile-Blütenessenz fördert das Grundvertrauen in das Leben und macht den Menschen gleichmütiger und seelisch stabiler.

Introvertiertheit

● Golden Yarrow, → Sensitivität (siehe Seite 71)

Isolation

Fawn Lily – Hundszahn, Erythronium purpurascens, Liliengewächs, gelb-purpur

Der Fawn-Lily-Typ ist äußerst empfindsam und die Belastungen des täglichen Lebens werden ihm leicht zu viel. Er hält Stress, Lärm und den alltäglichen Lebenskampf auf Dauer nicht aus. Seine Welt besteht aus diesem Grund in der Versenkung und Meditation, der spirituellen Übung, dem Gebet und der Stille. Erst hier fühlt er sich zu Hause. Je mehr jedoch die geistige Entwicklung solcher Menschen voranschreitet, desto stärker vernachlässigen sie die äußere Welt. Sie isolieren sich und verzichten darauf, ihren reichen Wissensschatz an andere weiterzugeben.

Mit Hilfe der Fawn-Lily-Essenz wird die Erkenntnis gefördert, dass wahrer innerer Reichtum auch immer die äußere Welt mit all ihren Einflüssen einschließt.

Kein Vertrauen in die innere Führung

Mullein – Kleinblütige Königskerze, Verbascum thapsus, Rachenblütler, gelb

Die Mullein-Essenz ist ist für all jene geeignet, die dazu tendieren, ihre innere Stimme zu ignorieren. Bei anstehenden

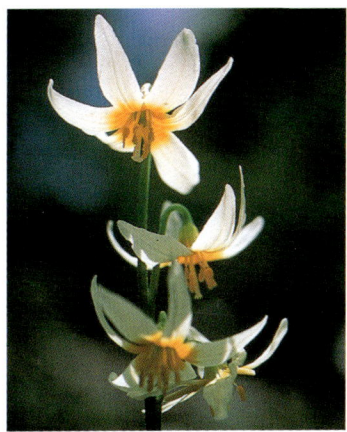

Fawn Lily
● Lässt die Belastungen der äußeren Welt leichter ertragen
● Versetzt in die Lage, geistiges Wissen anderer zu vermitteln
● Fördert Vertrauen in das Leben, Gleichmut und Stabilität

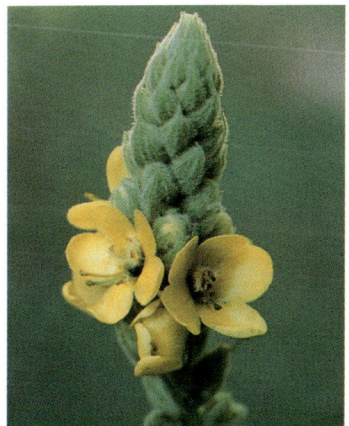

Mullein
● Fördert die Gefühlswahrnehmung und Aufrichtigkeit
K: Den Sinn für Wahrhaftigkeit

41

Bei anstehenden Entscheidungen lenkt die Mullein-Blütenessenz das Augenmerk auf die innere Stimme eines Menschen und wirkt auf eine Übereinstimmung zwischen Gefühl und Handeln hin.

Entscheidungen wägen sie das Für und Wider rein verstandesgemäß ab. Diese Methode funktioniert jedoch nicht immer gleich gut. Bei bestimmten Entscheidungen, z. B. wenn sich im Falle einer komplizierten Schwangerschaft die Frage stellt, ob man das Kind austragen soll oder nicht, helfen rein rationale Überlegungen oft nicht weiter.

Die Mullein-Essenz hilft, zwischen Gefühl und Handeln sich selbst und anderen Menschen gegenüber aufrichtig zu sein. Man lernt, nach innen zu hören und darauf zu vertrauen, dass von hier die richtige Antwort gegeben wird – denn die Essenz stellt den Kontakt zu unseren intuitiven Kräften her. Dabei wird man sich seines wahren geistigen Potentials bewusst. Ist die Verbindung zu unserem inneren Wesen, das wir eigentlich verkörpern, erst geknüpft, so eröffnen sich geistige Möglichkeiten, die der Verstand allein niemals zu erfassen vermag.

Kieferverspannung

● Snapdragon, → Überdruck (siehe Seite 80 f.)

Kind oder Karriere

Pomegranate – Granatapfelbaum, Punica granatum, Myrtenpflanze, scharlachrot; auch weiß-gelb

Leider ist es in unserem derzeitigen Gesellschaftssystem noch nicht gelungen, den Wunsch vieler Frauen nach Kindern und Familienglück mit ihrem Bestreben in Einklang zu bringen, auch beruflich Erfolg zu haben. Die Gratwanderung zwischen Kind und Karriere ist deshalb für die Frauen in den meisten Fällen äußerst energieraubend.

Die Pomegranate-Essenz kann dabei helfen, diesen schwierigen Konflikt zu mildern. Sie erleichtert sowohl die Entschei-

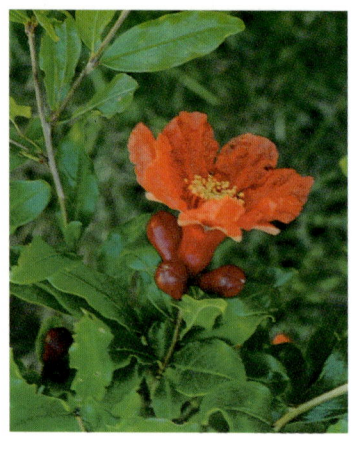

Pomegranate
● Gilt als klassische Frauenessenz
● Lindert Menstruationsbeschwerden
K: Für Mädchen während der ersten Monatsblutungen; beim Abnabelungsprozess von Mutter und Vater

dung für Kinder und Beruf als auch den Verzicht auf eines von beiden. Zudem fördert sie die weibliche Energie und Kreativität, was, wie auch immer die Entscheidung ausfällt, die nötige Kraft und genügend Einfallsreichtum verleiht, die jeweilige Situation zu meistern. Die Blütenessenz ist auch äußerst hilfreich für Mädchen in der Pubertät, die sich langsam zur Frau entwickeln.

Klammern

Bleeding Heart – Flammendes Herz/Tränendes Herz, Dicentra formosa, Mohngewächs, rosa-rot

Menschen, deren Essenz Bleeding Heart ist, betrachten ihren Partner oder ihre Partnerin in einer Liebesbeziehung als ihr Eigentum. Sie erwarten Selbstaufgabe und absolute Treue. Sobald der andere etwas allein tun möchte, wird dies sofort als mangelnde Liebe interpretiert. So raubt der Bleeding-Heart-Typ dem anderen die Persönlichkeit und nimmt ihm sozusagen die Luft zum Atmen. Diese Haltung bewirkt häufig gerade das, was mit allen Mitteln verhindert werden soll: Der Partner oder die Partnerin löst sich aus der Umklammerung und geht schließlich eigene Wege.

Ursachen für das Klammern sind meist Unsicherheit oder ein geringes Selbstwertgefühl, was auf mangelnde Zuwendung in der Kindheit zurückgehen kann. Man unterschätzt sich und glaubt, der Partner oder die Partnerin würde sich abwenden, wenn man sich nicht ständig um ihn kümmert.

Bleeding Heart verhilft zu mehr Selbstvertrauen in Beziehungen und damit zu größerer Toleranz dem Partner gegenüber. Allgemein erleichtert die Essenz den Prozess des Loslassens und ist deshalb auch in bestimmten Lebenssituationen wie Trennung, Scheidung oder dem Tod eines nahestehenden Menschen ein hilfreiches Mittel.

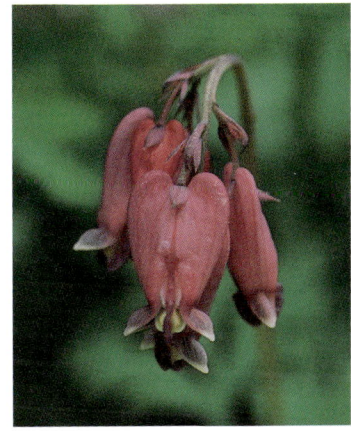

Bleeding Heart
● Hilft bei der emotionalen Loslösung
● Fördert die Freiheit in der Beziehung und die Wertschätzung der eigenen Person
● Gibt ein neues Verständnis von Liebe
K: Bei erstem Liebeskummer

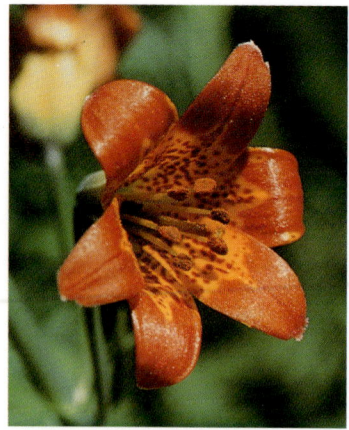

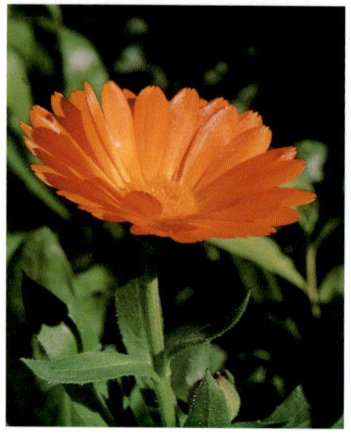

Körperfeindlichkeit (weiblich)

Alpine Lily – Alpenlilie, Lilium parvum, Liliengewächs, rot-orange

Alpine Lily ist eine Essenz für Frauen, die Probleme haben, ihre Körperlichkeit zu akzeptieren. Sie betrachten ihren Leib als etwas Minderwertiges im Vergleich zu allem Geistig-Seelischen. Diese Einstellung kann sich in einer Ablehnung der eigenen Sexualität bis hin zu Gefühlen der Körperlosigkeit manifestieren. Alpine-Lily-Frauen können ihre weiblichen Seelenkräfte nicht mit ihrer Leiblichkeit in Einklang bringen. Ohne Entfaltung der eigenen weiblichen Sexualität ist eine Ganzheit nur sehr selten möglich.

Die ablehnende Haltung gegenüber dem eigenen Körper wurde häufig schon von der Mutter an die Tochter weitergegeben. In einigen Kulturkreisen ist diese verneinende Haltung der Frau gegenüber sich selbst fest verankert. Unter Umständen kann die sexualfeindliche Einstellung auch zu körperlichen Problemen und Beschwerden, insbesondere im Bereich der Sexualorgane, führen. Als seelische Folgen treten oft eine gewisse Verhärtung und Bitterkeit im Umgang mit Menschen sowie depressive Gefühle auf.

Alpine Lily verhilft zu einer positiveren Einstellung gegenüber der eigenen Körperlichkeit und fördert die Harmonie von Körper und Geist.

Kommunikationsprobleme

Calendula – Ringelblume, Calendula officinalis, Korbblütler, goldgelb

Die Calendula-Essenz ist für Menschen geeignet, die andere reden hören, aber den tieferen Sinn der Worte nicht erschließen können. Ist es Eifersucht, Ärger oder etwas anderes, das sich hinter dem Gesagten verbirgt? Oder sind die freundlichen Worte doch aufrichtig gemeint?

Manchmal möchte man auch selbst einem anderen Menschen gegenüber etwas Mitfühlendes oder Aufmunterndes aussprechen, kann aber nicht den passenden Ausdruck finden. Oder man hat sich im Lauf der Zeit angewöhnt, seine Aussagen dermaßen scharf zu formulieren, wodurch man andere verletzt, ohne es im Grunde beabsichtigt zu haben.

Die Calendula-Essenz kann dabei helfen, andere besser zu verstehen und auch selbst die richtigen Worte zu finden. Sie unterstützt einen auch dabei, andere zu Wort kommen zu lassen oder ihnen richtig zuzuhören.

Konfliktscheuheit

Mountain Pride – Newberrys Bartfaden, Penstemon newberryii, Braunwurzgewächs, rot

Der Mountain-Pride-Typ meidet Konflikte jeglicher Art: Anstatt sich ihnen zu stellen, stecken sie lieber den Kopf in den Sand. Auch den allgemeinen Anforderungen des Lebens gehen sie so weit als möglich aus dem Weg. Bei unausweichlichen Konfrontationen, die der Alltag dennoch mit sich bringt, scheuen sie sich, eindeutig Stellung zu beziehen und wirken deshalb meistens unbeholfen und schwach. Ihr Verhalten erklären sie als Harmoniestreben. Es ist jedoch das Gefühl der Angst, das sie geradezu harmoniesüchtig werden lässt. Auch bei den spirituellen Bemühungen (Zugehörigkeit zu Sekten u. Ä.) mancher Menschen handelt es sich in vielen Fällen nur um eine spezielle Form der Flucht vor den Herausforderungen des Lebens. Früher oder später werden diese Menschen jedoch meist mit erheblichen Problemen konfrontiert, die dann nur mit Mut und Kampfbereitschaft gelöst werden können.

Die Mountain-Pride-Essenz hilft dabei, Konflikte konstruktiv und angstfrei austragen zu lernen.

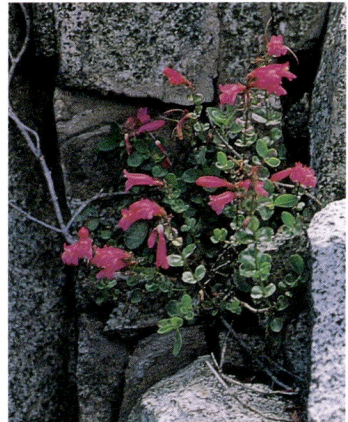

Mountain Pride
- Macht Mut, sich Herausforderungen zu stellen
- Stärkt das Durchsetzungs- und Durchhaltevermögen
- Stärkt das Selbstbewusstsein

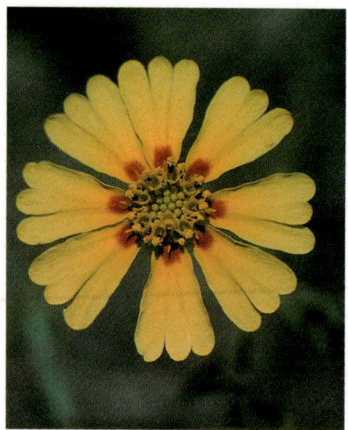

Madia

● Stärkt die Konzentrationsfähigkeit
● Fördert die Selbstdisziplin, um
bei der Sache bleiben zu können

**Außer Madia können
folgende Blütenessenzen bei
Konzentrationsschwäche
eingesetzt werden: Peppermint,
bei geistiger Trägheit (siehe
Seite 37), und Yarrow, bei einer
Überempfindlichkeit, die von
den eigentlichen Problemen
ablenkt (siehe Seite 71).**

Konzentrationsschwäche

Madia – Ölmadie, Madia elegans, Korbblütler, gelb-rot

Die Madia ist eine Art Sonnenblume, die um die Mittagszeit ihre Blütenblätter einrollt, so, als würde sie ein Schläfchen halten. Auch der Madia-Typ kann sich nicht längere Zeit auf eine Sache konzentrieren, ohne zwischendurch immer wieder abzuschalten und sich auszuruhen. Nimmt er sich beispielsweise eine ganz bestimmte Aufgabe vor, kommen ihm häufig allerlei Nebensächlichkeiten dazwischen, die ihn von seinem eigentlichen Vorhaben abbringen.

Im Gespräch mit anderen wirken Madia-Menschen häufig zerstreut und sind selten richtig bei der Sache. Da ihre Gedanken – wenn auch gegen ihren Willen – ständig abschweifen, haben sie Schwierigkeiten zuzuhören. Sie können ihre geistige Energie nicht richtig bündeln.

Die Madia-Essenz eignet sich besonders gut, wenn ein bedeutendes Vorhaben alle Aufmerksamkeit und geistige Sammlung erfordert, z.B. bei Prüfungen oder zur Examensvorbereitung.

Kopflastigkeit – Überbetonung des Intellekts

Star Tulip – Katzenohr, Calochortus tolmiei, Liliengewächs, weiß

Star Tulip kann Menschen helfen, die ihre intuitiven Kräfte vernachlässigt haben und dadurch im Laufe der Zeit übermäßig verstandesbetont geworden sind. Da sie in der Regel ihren Gefühlen völlig misstrauen, ist die intuitive Seite ihres Wesens nach und nach immer mehr verkümmert. Die Botschaften der Seele, die in Träumen oder unbestimmten Gefühlen zutage treten, werden von ihnen kaum mehr wahrgenommen.

Manche Star-Tulip-Menschen sehnen sich zwar danach, wieder Anschluss an ihre Seelenkräfte und an religiöse bzw. spirituelle Empfindungen zu bekommen, doch der Verstand steht ihnen dabei immer wieder im Weg und lässt sie ihr Bestreben nicht ernst nehmen.

Durch die Star-Tulip-Essenz wird eine Verbindung zwischen rationalem Denken und seelischem Empfinden hergestellt. Der Verstand kann wieder als Werkzeug angesehen werden und wirkt nicht mehr beherrschend und unterdrückend auf die gefühlsmäßigen Seiten der Person. Star Tulip fördert auch die Spiritualität und hilft daher allen Menschen, die sich z. B. mit Meditation beschäftigen, Exerzitien durchführen oder sich ins Gebet versenken wollen.

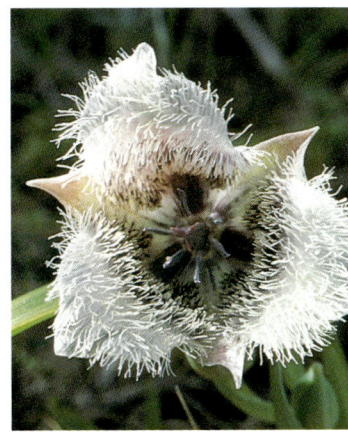

Star Tulip
- Fördert die Intuition
- Stärkt die Wahrnehmungs-fähigkeit für das Unterbewusste

Kopflastigkeit – Vernachlässigung des Körpers

Nasturtium – Große Kapuzinerkresse, Tropaeolum majus, Kapuzinerkres-sengewächs, orange und rot

Im Gegensatz zum Star-Tulip-Typ, der sein Gefühl und seine intuitiven Kräfte zu Gunsten des Intellekts vernachlässigt, kommt beim Nasturtium-Typ besonders sein Körper zu kurz. Er ist ein fast ausschließlich geistig arbeitender Mensch, der sich in der Regel keinen sportlichen Ausgleich gönnt, son-dern dazu neigt, die Bedürfnisse seines Körpers zu ignorie-ren. Aufgrund seiner einseitigen Tätigkeit fühlt er sich oft geschwächt, müde und energielos. Äußerlich sind seine meist schlechte Körperhaltung und sein blasser Teint auffällig. Der Körper ist bei ihm permanent unterversorgt. Auf längere Sicht kann die Gesundheit durch seine Verhaltensweise schwer in Mitleidenschaft gezogen werden.

Die Nasturtium-Essenz verstärkt bei diesem Menschen die Einsicht, dass zu einem gesunden Geist auch ein gesunder Körper gehört. Er beginnt auch, seinem Körper mal ab und zu etwas Gutes zu tun und wird sich dabei auch gleichzeitig für seine geistige Arbeit stärken.

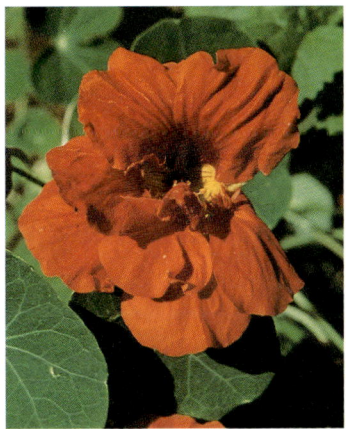

Nasturtium
- Hilft bei körperlichen Erschöp-fungszuständen
- Schafft ein besseres Körper-bewusstsein und Freude an körperlichen Betätigungen
- Verjüngt und vitalisiert

47

Kopfschmerzen

● Lavender, → Überdrehtheit (siehe Seite 79 f.)

Kreativitätshemmung

Indian Paintbrush – Indianischer Malpinsel, Castilleja miniata, Braunwurzelgewächs, rot

Bei Indian Paintbrush handelt es sich um eine Blütenessenz speziell für künstlerisch tätige Menschen. Bildhauer, Maler, Schriftsteller u. Ä., die sich in einer momentanen oder schon länger andauernden Schaffenskrise befinden, sollten sich davon besonders angesprochen fühlen.

Aus den verschiedensten Gründen kann ein Künstler nicht mehr mit seinen eigenen Leistungen zufrieden sein. Es mangelt ihm entweder an Ideen, oder aber es gelingt ihm nicht, seine Einfälle in einer für ihn befriedigenden Weise umzusetzen. In diesem Fall entsprechen die künstlerischen Ergebnisse nicht mehr seinen persönlichen Vorstellungen. Oft ist das Problem jedoch auch ein extremer Zeitdruck, der jegliche Kreativität schon im Keim erstickt – oder der Künstler setzt sich selbst so stark unter Druck und gönnt sich keine Ruhepause, ohne dabei ein schlechtes Gewissen zu bekommen, weil er seine Arbeit vernachlässigt.

Andere wiederum vergeuden ihre Schaffenskraft durch die Beschäftigung mit alltäglichen Dingen, da sie sich nicht lange genug auf ihre eigentliche Tätigkeit konzentrieren können.

Mit Hilfe der Indian-Paintbrush-Blütenessenz kann der Künstler die Verbindung zu seinem schöpferischen Energiepotenzial wiederherstellen. Er gewinnt zudem die Einsicht, dass schöpferische Ruhepausen nicht lähmend, sondern notwendig sind. Oft kann dadurch der Teufelskreis zwischen hohem Anspruch und Versagen durchbrochen werden.

Indian Paintbrush

● Erneuert die schöpferische Kraft und bringt wieder Ausdruck in das künstlerische Schaffen
● Stärkt den Willen und das Durchhaltevermögen

Krisensituationen

- Borage, → Ausgelaugtsein (siehe Seite 26)

Lampenfieber

- Garlic, → Ängstlichkeit (siehe Seite 17 f.)

Lebenskrisen

Penstemon – Davidsons Bartfaden, Penstemon davidsonii, Braunwurz-gewächs, blau

Die Penstemon-Essenz hilft Menschen, die sich in einer schweren Lebenskrise befinden und glauben, am Ende ihrer Kräfte angelangt zu sein und nicht mehr weiterzukönnen. Eine derartige Situation kann vorübergehender Natur sein, z.B. infolge eines Unfalls, einer Krankheit oder aufreibender Beziehungsprobleme. Es kann sich aber auch um eine dauerhafte Belastung eines Menschen handeln, wie sie eine angeborene Behinderung, bleibende Unfallfolgen oder andere große Schicksalsschläge mit sich bringen können. Der Penstemon-Typ leidet unter dem Gefühl, das Leben in dieser Form nicht mehr ertragen zu können und versinkt in Verzweiflung. Im schlimmsten Fall kommt die Angst hinzu, an den Herausforderungen zugrunde zu gehen.

Die Blütenessenz verhilft dazu, auch während schwerer oder dauerhafter Krisen einen tieferen Sinn dahinter zu erspüren und das Leiden als Prüfung anzusehen, die es zu meistern gilt. Außerdem weckt sie das Gottvertrauen des Menschen und die Einsicht, dass seelisches Glück nicht unbedingt von einem unversehrten Körper oder einem makellosen Lebenslauf abhängen muss. Die Penstemon-Essenz kann die Energie, die sich bisher gegen die Unabänderlichkeit des Schicksals wandte, in neue, positive Bahnen lenken.

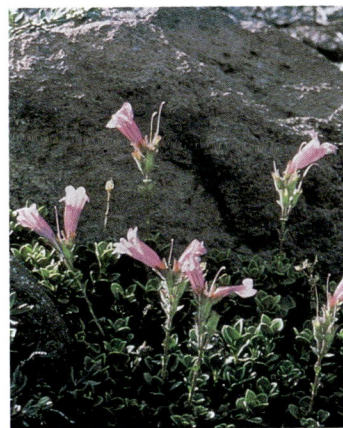

Penstemon

- Schenkt Kraft und den Willen durchzuhalten
- Lässt Unabänderliches annehmen

K: Hilft bei schwierigen Lebensumständen; für etwas schwerfälligere Kinder

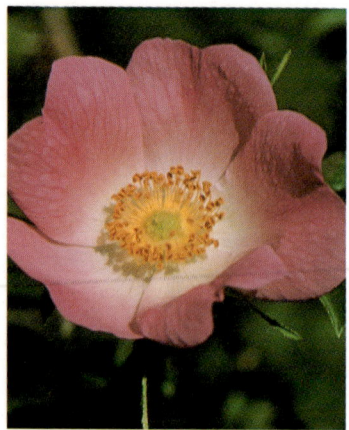

California Wild Rose

- Beschleunigt den Genesungs-
prozess nach langer Krankheit
- Aktiviert die Lebensgeister
K: Hilft bei langer Rekonvales-
zenz und bei apathischer oder
gleichgültiger Lebenseinstellung
in der Pubertät

Lebensüberdruss

California Wild Rose – Kalifornische Heckenrose, Rosa californica, Rosengewächs, hellrot

Menschen, die auf California Wild Rose ansprechen, können keinen Sinn im Leben entdecken. Sie entwickeln keine Begeisterung, ihnen ist alles langweilig. Diese Antihaltung trifft man häufig bei Jugendlichen, die sich noch mitten im Prozess der Lebensaufgaben- und Sinnsuche befinden.

Es gibt jedoch noch eine andere Variante des California-Wild-Rose-Typs, die nahezu das andere Extrem darstellt. Er neigt – wie der Workaholic – dazu, sich keine Ruhe zu gönnen. Seine übertriebene Aktivität ist jedoch eine Kompensation. Hat er einmal nichts zu tun, oder ist er aufgrund einer Krankheit daran gehindert, wird er mit seiner inneren Leere und dem Gefühl der Gleichgültigkeit konfrontiert. Seine Gedanken kreisen oft um die Themen Vergänglichkeit und Tod, und auch der Gedanke an Selbstmord ist ihm nicht fremd. Nach außen wirkt er resigniert, apathisch und freudlos und erscheint älter als er eigentlich ist. Auch die Liebe hat er nicht selten aus seinem Leben ausgeklammert.

Die Blütenessenz hilft dabei, das Leben als einzigartige Chance zu erkennen und die persönliche Lebensaufgabe zu finden. Insgesamt begünstigt California Wild Rose eine positive Lebenseinstellung, verleiht Elan und wirkt verjüngend.

Lernschwierigkeiten

- Peppermint, → Geistige Trägheit (siehe Seite 37)

Liebeskummer

- Bleeding Heart, → Klammern (siehe Seite 43)

Machtbesessenheit

Trillium – Dreiblatt, Trillium cloropetalum, Liliengewächs, purpurrot

Manche Menschen haben ein besonders ausgeprägtes Bedürfnis nach Kontrolle. Sie setzen alles daran, durch Reichtum und gesellschaftlichen Einfluss ihr Leben in die von ihnen gewünschten Bahnen zu lenken. Das unterstützt auch ihr stark ausgeprägtes Sicherheitsbedürfnis. Mit ihrem übersteigerten Machtstreben kompensieren sie tief sitzende Ängste vor Dimensionen, die sich ihrer Kontrolle naturgemäß entziehen, nämlich vor dem Dasein an sich und seiner Unbegreiflichkeit. Trillium-Menschen sind extrem Ichbezogen und daher meist wenig beliebt.

Die Trillium-Blütenessenz setzt eine Entwicklung in Gang, die den Menschen für das Miteinander und natürliche Geben und Nehmen öffnet und ihn selbstloser stimmt. Auch seine existenziellen Ängste werden abgemildert.

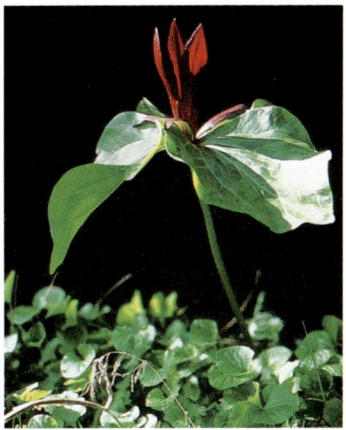

Trillium

● Steigert die Hingabefähigkeit
● Weckt den Sinn für das Gemeinwohl
K: Hilft Schulkindern bei Anpassungsproblemen

Magersucht

● Fairy Lantern, → Unreife (siehe Seite. 85 f.)

Mangel an Erdverbundenheit

● Corn, → Überforderung im Großstadtgewühl (siehe Seite 81)

Mangel an innerer Schönheit

Pretty Face – Brodiaea/Triteleia ixioides ssp. scabra, Liliengewächs, gelb/ schwarz-braune Streifen

Bei der Sorge um die eigene Schönheit scheuen viele Menschen weder Kosten noch Mühen, um einem Schönheitsideal gerecht zu werden. Dabei basiert die äußere Schönheit

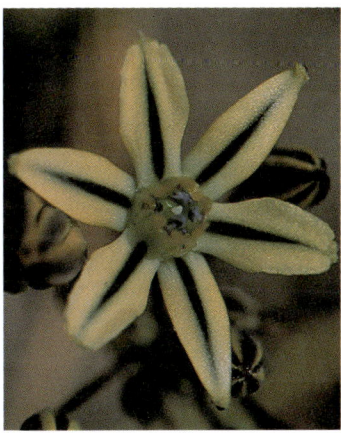

Pretty Face

● Hilft äußerlich benachteiligten Menschen, eine positive Ausstrahlung zu gewinnen
● Stärkt die Seelenkräfte

immer auf der inneren Ausstrahlung eines Menschen. Diese individuelle Aura ist auch ein Ausdruck von seelischer Stärke und kann mit Eingriffen kaum verbessert werden. Wer allzuviel Aufmerksamkeit auf sein äußeres Erscheinungsbild verwendet, zieht seinen seelischen Persönlichkeitsanteilen Energie ab. Um wahrhaft schön zu sein, muss man jedoch die Ausstrahlung der Seele stärken. Die Voraussetzung dafür ist, dass man sich in seinem äußeren Erscheinungsbild völlig akzeptiert und sich weniger an anderen misst.

Diese Essenz hilft bei der Auflösung von Minderwertigkcitsgefühlen, unter denen auch gut aussehende Menschen leiden, die sich selbst als unattraktiv empfinden. Die innere Ausstrahlung kann mit ihrer Hilfe deutlich verbessert werden.

Mangel an Inspiration

Iris – Schwertlilie, Iris douglasiana, Schwertliliengewächs, blau-gelb

Die Iris-Blütenessenz kann man gut bei Mangel an Kreativität und schöpferischer Inspiration einsetzen. Im Leben jedes Künstlers gibt es Schaffenskrisen, also Phasen, in denen die Ideen nicht fließen wollen und er sich ausgebrannt fühlt. In einem derartigen Zustand ist der Kontakt zur inneren Kraftquelle unterbrochen. Auch Menschen, die schöpferisch tätig waren, dann aber damit aufhörten, weil sie keine Anerkennung oder keine Zeit mehr dazu fanden, können auf die Iris-Essenz ansprechen. Vielleicht haben sie den kreativen Teil ihrer Persönlichkeit nicht entwickelt, weil Erzieher und Eltern es nicht für nötig hielten, diese Anlagen zu fördern. Mit der Zeit fühlen diese Menschen jedoch, dass ihnen in ihrem Leben etwas fehlt.

Die Iris-Blütenessenz stellt die unterbrochene Verbindung zur Fantasie und zu den eigenen seelischen Kraftquellen wieder her und verstärkt die künstlerische Ausdrucksfähigkeit.

Iris
● Erzeugt Inspiration und Fantasie
● Hilft, neue Kreativität zu bekommen
K: Fördert die Freude an musischen Betätigungen

Mangel an Selbstheilungskräften

Self Heal – Gewöhnliche Braunelle, Prunella vulgaris, Lippenblütler, violett

Viele Krankheiten und Beschwerden haben tiefer liegende seelische Ursachen. Die Medizin spricht in diesem Zusammenhang von psychosomatischen Erkrankungen, von denen alle Organe betroffen sein können. Die Psychologie definiert diese körperlichen Beschwerden entweder als Versuch, sich für etwas zu strafen, als Suche nach Aufmerksamkeit oder als Entschuldigung, um bestimmte Verrichtungen nicht mehr erledigen zu müssen. Außer Frage steht auch, dass man bei fast jeder Art von Erkrankung schneller gesundet, wenn man den Willen besitzt, wirklich gesund werden zu wollen. Doch diesem stehen häufig unterbewusste Blockaden entgegen. Die Self-Heal-Blütenessenz stellt das Vertrauen in das körpereigene Heilvermögen wieder her und bringt unterbewusste Gesundheitshemmnisse an die Oberfläche.

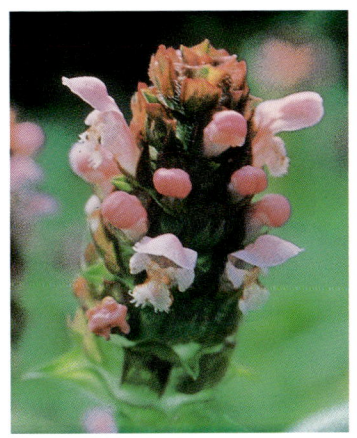

Self Heal

● Verwendung als Notfallessenz
● Regt die Selbstheilungskräfte an
● Unterstützt bei Fastenkuren und Heilbehandlungen sowie bei chronischen Beschwerden

Mangel an sexueller Identität

Calla Lily – Zimmerkalla, Zantedeschia aethiopica, Aaronstabgewächs, weiß-gelb

Manche Menschen befinden sich hinsichtlich ihrer sexuellen Identität im Zwiespalt. Sie wissen nicht genau, wo ihre sexuellen Neigungen liegen, ob sie hetero-, homo- oder bisexuell sind und haben Probleme damit, sexuelle Wünsche zu artikulieren. Viele Menschen haben auch Angst davor, öffentlich zu ihrer Homosexualität zu stehen, weil sie berufliche und private Nachteile befürchten. Wieder andere sind mit dem eigenen Geschlecht unglücklich und fühlen sich nicht wohl in ihrem Körper. Manche spielen dann mit dem Gedanken an eine Geschlechtsumwandlung, scheuen jedoch die Konsequenzen. Die Calla-Lily-Essenz ist bei dieser Problemlage besonders

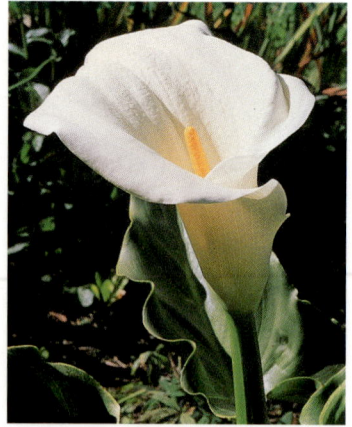

Calla Lily
- Hilft, homosexuelle oder bisexuelle Neigungen zu akzeptieren
- Erleichtert, zu seinen sexuellen Wünschen zu stehen und sie zu leben

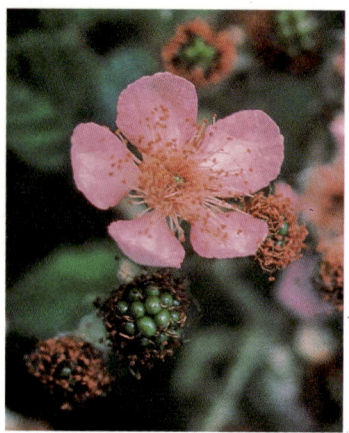

Blackberry
- Aktiviert die Antriebskraft und die Risikobereitschaft
- Hilft bei der Realisierung von Lebenszielen

hilfreich, da sie ein inneres Gleichgewicht zwischen den weiblichen und männlichen Aspekten eines Menschen fördert. Auch bei Problemen während der Wechseljahre, in denen sich die Sexualität der Frau grundlegend verändert, ist die Essenz sehr hilfreich.

Mangel an Tatkraft

Blackberry – Brombeere, Rubus fructiosus, Rosengewächs, weiß

Blackberry-Typen sind gekennzeichnet durch ihre Energielosigkeit, dem Mangel am nötigen Mut zum Risiko und an Willenskraft, um ihre Gedanken in die Tat umsetzen zu können. Es fehlt ihnen jedoch keineswegs die notwendige Fantasie; sie stecken ganz im Gegenteil voller Ideen und Träume. Manchmal hindert sie nur ihre Unentschlossenheit daran, aktiv zu werden. Ihnen ist durchaus bewusst, welche Mittel und Wege notwendig wären, um ein gewünschtes Ziel zu erreichen. Da sie aber aus Trägheit oft nicht handeln, leiden sie oft unter dem Gefühl, festgefahren zu sein. Meist haben sie nicht die Kraft, ihre Vorstellungen zu realisieren. Die Blütenessenz hilft dabei, Pläne in die Tat umzusetzen. Sie stärkt den Willen zum Handeln.

Mangel an Überblick

Filaree – Schierlings-Reiherschnabel, Erodium circutarium, Storchschnabelgewächs, violett

Die Filaree-Charaktere verlieren sich fast zwanghaft in Kleinigkeiten und unbedeutenden Alltagsproblemen. Sie verschwenden ihre Energie mit Nebensächlichkeiten, da sie sich nicht auf das Wesentliche konzentrieren können, und fühlen sich zudem sehr schnell überfordert. Da sie sich in Details zu verzetteln drohen, verlieren sie leicht den Bezug zu einem größeren Zusammenhang, in dem alle Dinge stehen. Diesen Menschen fehlt oft der Gesamtüberblick, oder zumindest ein Gespür, das sie erkennen lässt, was momentan zur Bewältigung ihrer Aufgabe und im weiteren Sinne für ihr Lebensschicksal wirklich von Bedeutung ist.

Die Filaree-Blütenessenz unterstützt uns dabei, zwischen dem für uns jeweils Wichtigen und Unwichtigen unterscheiden zu lernen, und sie lässt uns kleinere persönliche Probleme in den größeren Zusammenhang des eigenen Lebensschicksals stellen.

Mangel an Vertrauen

Baby Blue Eyes – Hainblume, Nemophila menziesii, Hydrophyllaceae, hellblau

Baby Blue Eyes hilft Menschen, denen das Gefühl der Geborgenheit und des Vertrauens ins Leben fehlt. Aus diesem Grund fühlen sie sich sehr oft unsicher. Möglicherweise wurde bei ihnen im Kindesalter das Vertrauen in die Eltern oder in einen Elternteil schwer erschüttert. Der damit verbundene Verlust an Geborgenheit und Sicherheit kann dazu geführt haben, dass man Menschen, die einem dieses Grundgefühl entgegenbringen wollten, nicht mehr trauen konnte – geschweige denn, den Versuch dazu machte. Auf diese Weise entstand die Haltung, sich immer und vor allem in Acht nehmen zu müssen. Diese Menschen sind ständig auf der Hut. Sie sind skeptisch, voller Zweifel, und meinen, von jedermann übervorteilt zu werden. Es fehlt ihnen der Glaube an das Gute im Menschen, und normalerweise auch der Glaube an eine wie auch immer geartete höhere Macht.

Die Baby-Blue-Eyes-Blütenessenz hilft dabei, das notwendige Urvertrauen in das Leben wiederzuerlangen.

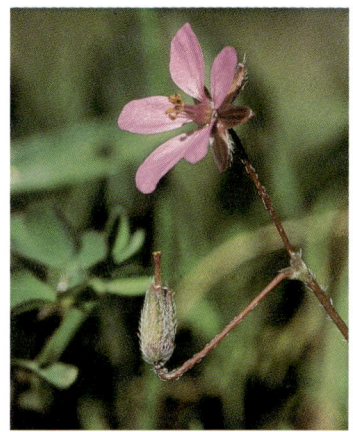

Filaree
● Bewirkt eine Erweiterung der Perspektive und ermöglicht so ein leichteres Meistern von Problemen

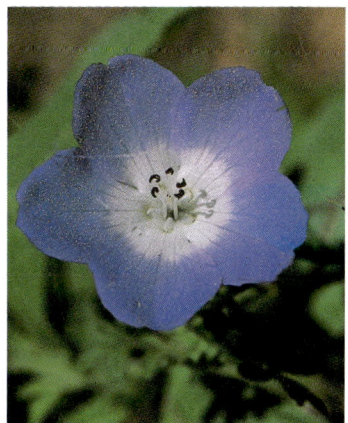

Baby Blue Eyes
● Fördert den Glauben an das Gute im Menschen
● Vermittelt das Gefühl von Geborgenheit in der Welt

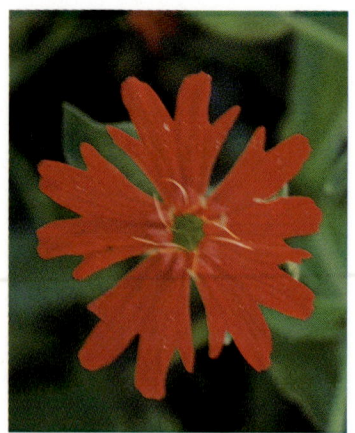

Indian Pink
● Hilft, Ruhe im Chaos und Stress zu bewahren
K: Bei chaotischem Umfeld und Leistungsdruck in der Schule

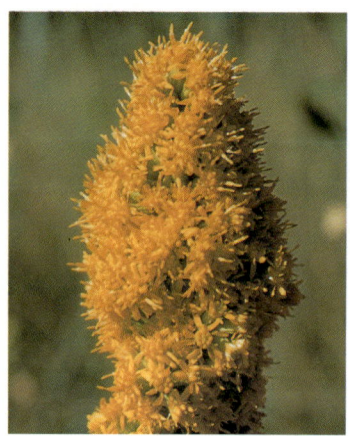

Goldenrod
● Bringt einen der eigenen Persönlichkeit näher
● Stärkt das Selbstvertrauen
K: Bei aggressivem Verhalten; für Jugendliche in der Pubertät

Mangel an Vitalität

● California Pitcher Plant, → Ungleichgewicht zwischen Intellekt und Instinkt (siehe Seite 84)

Mangelnde Belastbarkeit

Indian Pink – Kalifornisches Leimkraut, Silene californica, Nelkengewächs, rot

Indian Pink ist für jene Menschen gedacht, die leicht aus dem Konzept und ihrer inneren Ruhe geraten, wenn es um sie herum hektisch wird. Das kann während der Rushhour im Großstadtverkehr passieren, bei aufwendigen Vorbereitungen für eine Familienfeierlichkeit, bei der Organisation einer beruflichen Veranstaltung oder während einer Prüfung. Indian-Pink-Menschen werden nervös und beginnen Fehler zu machen. Schlimmstenfalls reagieren sie mit Leistungsabfall, mangelnder Konzentration und Verwirrtheit.
Die Indian-Pink-Essenz unterstützt die innere Sammlung und eine konzentrierte, zielgerichtete und effiziente Handlungs- und Arbeitsweise, auch wenn in der Umgebung alles drunter und drüber geht. Die Herstellung des inneren Gleichgewichts wird forciert und verhilft dem Betroffenen auf diese Weise, äußerem Druck und hohen Anforderungen besser zu widerstehen.

Mangelnde Selbstsicherheit

Goldenrod – Kanadische Goldrute, Solidago canadensis, Korbblütler, goldgelb

Der Goldenrod-Typ legt innerhalb einer Gruppe ein rüpelhaftes Verhalten an den Tag. Dies gilt sowohl für Frauen als auch für Männer. Goldenrod-Menschen sprechen derb, werden leicht ausfallend und mitunter sogar handgreiflich. Durch ihr rabiates Verhalten versuchen sie die Aufmerksamkeit auf sich zu lenken. Sie glauben, in Gesellschaft eine grelle Maske tragen zu müssen, um von anderen akzeptiert zu werden. Im Grunde sind sie eher unsicher und besitzen nur wenig Selbstvertrauen. Nur sind sie unglücklicherweise davon überzeugt, vor anderen nicht bestehen zu können, wenn sie sich geben, wie sie wirklich sind. Die echte Anerkennung, die sie suchen, wird ihnen jedoch erst zuteil, wenn sie zu ihrer wahren Persönlichkeit stehen. Begegnet man ihnen nicht in der Gruppe, sondern allein, ist von ihrer Aggressivität häufig nichts zu spüren.

Mit Hilfe der Goldenrod-Essenz werden die innere Stärke und das Selbstbewusstsein der Betroffenen gesteigert. Auf diese Weise können sie ihrer Persönlichkeit treu bleiben und brauchen ihr wahres Wesen nicht mehr hinter einer abschreckenden Maske zu verstecken.

Mangelnde sexuelle Hingabefähigkeit

Hibiscus – Roter Hibiskus/Roseneibisch, Hibiscus rosasinensis, Malvengewächs, rot

Frauen, die Hibiskus anspricht, sind nicht in der Lage zu sexueller Hingabe und der Fähigkeit, Wärme zu geben. Diesem Mangel geht meist ein sexuelles Trauma voraus. Hibiskus-Frauen wünschen sich zwar einen Partner, fürchten jedoch dessen körperliche Nähe. Sie können daher die sexuelle Vereinigung nicht als Ausdruck von Liebe oder als gemeinsames Erleben körperlicher Freuden sehen. Stattdessen erdulden sie diese Intimitäten ohne innere Beteiligung oder blocken sie völlig ab. Aus Furcht, negative Erlebnisse könnten sich wiederholen, sind sie innerlich verhärtet. Oft wirken sie nach außen hin eher männlich oder androgyn.

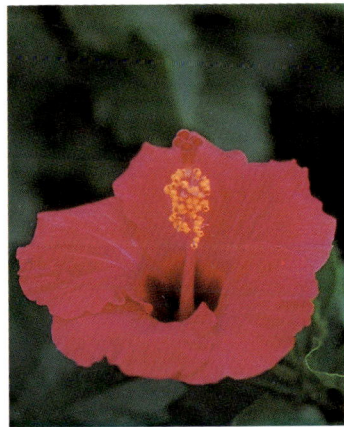

Hibiskus
● Hilft Frauen, Zugang zu ihrer Sexualität zu finden
● Bringt Wärme und Gefühle in die weibliche Sexualität

57

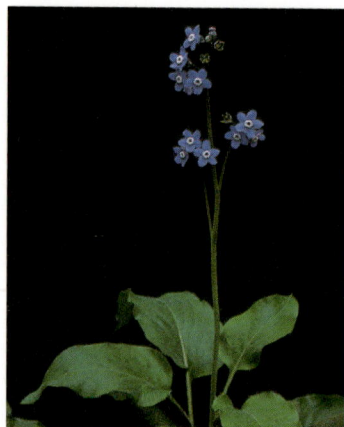

Hound's Tongue
- Sorgt für meditatives Bewusstsein und spirituelle Weltsicht
- Schafft einen inneren Abstand zu allem Materiellen

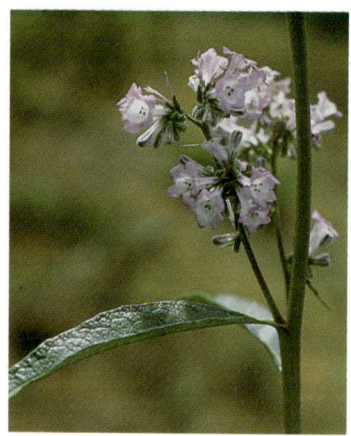

Yerba Santa
- Wirkt entspannend und stärkt die Lebenskraft
- Gegen Atembeschwerden
K: Für Säuglinge und Kleinkinder mit Atembeschwerden

Die Hibiskus-Essenz ist in erster Linie für Frauen gedacht. Sie kann aber auch Männern helfen, denen es an Wärme, Hingabefähigkeit und Zärtlichkeit beim Sex fehlt.

Materialistische Lebenseinstellung

Hound's Tongue – Große Hundszunge, Cynoglossum grande, Raublattgewächs, blau-weiß

Das Leben der Hound's-Tongue-Menschen beruht auf einer einseitigen Betrachtungsweise und reduziert sich auf eine rein weltliche Sicht der Dinge. Sie sind auf extreme Weise erdgebunden und nehmen nur das an, was sie sehen und berühren können. Ihre Wahrnehmung ist dementsprechend einseitig und eingeschränkt. In seiner geistigen Unbeweglichkeit und seinen materialistischen Anschauungen lebt der Hound's-Tongue-Typ fast wie ein Gefangener; er verharrt immer nur an der Oberfläche der Dinge. Seine starke Affinität zur Materie lässt ihn oft niedergedrückt, schwer, dumpf und abgestumpft erscheinen. Ihm mangelt es an der Fähigkeit, hinter die Kulissen des berechenbaren Materiellen zu sehen.
Die Blütenessenz kann den einseitigen Blickwinkel zu Gunsten einer weiteren Sicht der Dinge verändern. Zudem ebnet sie den Weg für eine Erweiterung des Bewusstseins und ein tieferes Verständnis für die Existenz.

Melancholie

Yerba Santa – Heiliges Kraut, Eriodictyon californicum, Wasserblattgewächs, weiß oder lavendelfarben

Yerba Santa spricht Menschen an, die an einer melancholischen Grundstimmung oder tief sitzenden Traurigkeit leiden. Da dieser Zustand meist schon geraume Zeit andauerte, sind den Betroffen die Gründe dafür normalerweise nicht bewusst. In der Regel ist auch kein unmittelbar aktueller Anlass für die andauernde Schwermut erkennbar. In den meisten Fällen liegen die Ursachen in längst vergessenen Kindheitserlebnissen wie Kränkungen, Misshandlungen oder Verlusten. Diese schmerzhaften Ereignisse wurden im Unterbewusstsein gespeichert und können von dort aus das gesamte Gefühlsleben eines Menschen beeinträchtigen. Aufgrund seiner Blockaden im seelischen Bereich ist der Yerba-Santa-Typ meist unfähig, seine Gefühle zu zeigen. Sogar den Menschen, die ihm positiv gegenübertreten, kann er sich nicht öffnen. Diese negative Lebenshaltung macht sie auch anfälliger für Krankheiten, die sich auf der körperlichen Ebene manifestieren. Besonders gefährdet sind bei ihnen die Atemorgane. Die Beschwerden können dabei von Engegefühlen in der Brust bis hin zu schweren Asthmaanfällen reichen.

Die Yerba-Santa-Blütenessenz kann dabei unterstützen, lange Zeit bestehende emotionale Blockaden nach und nach zu lösen. Der seelische Schmerz muss nicht mehr permanent zurückgehalten werden, da es leichter fällt, sich mit anderen Menschen auch auf persönlicher Ebene auszutauschen.

Midlifecrisis

- Tiger Lily, → Aggressivität (siehe Seite 18)

Minderwertigkeitsgefühle

- Sweet Pea, → Bindungsängste (siehe Seite 29 f.)

Buttercup – Hahnenfuß, Ranunculus occidentalis, Hahnenfußgewächs, gelb

Der Buttercup-Typ hält sich nicht für liebenswert und die Resultate seiner Arbeit und seines täglichen Schaffens für unbedeutend. Diese Menschen haben ein so geringes Selbst-

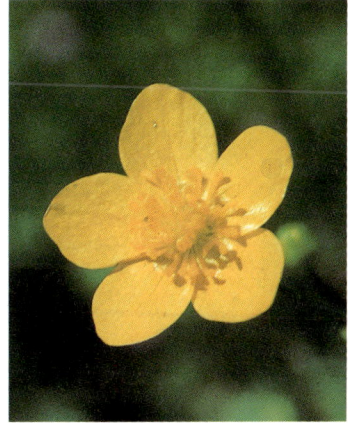

Buttercup
- Hilft, die eigenen Fähigkeiten zu schätzen
- Stärkt die Selbstachtung
K: Gegen Schüchternheit und Kontaktarmut

wertgefühl, dass sie es z.B. im Beruf nicht wagen, auf besondere eigene Leistungen hinzuweisen. Sie sind davon überzeugt, dass jeder andere Mitarbeiter fähiger ist und ohnehin alles besser erledigt. Durch ihre ständige eigene Geringschätzung wollen sie zudem jegliche Aufmerksamkeit von sich ablenken, um ja nicht ins Rampenlicht zu geraten. Dabei verfügen sie über Fähigkeiten und Talente wie jeder andere Mensch. Doch aufgrund ihrer tief sitzenden Minderwertigkeitsgefühle wagen sie es nicht, zu ihren ureigenen Wünschen und Zielen zu stehen. Das geringe Selbstwertgefühl kann auf überzogene Erwartungen zurückgehen, mit denen diese Menschen als Kind konfrontiert wurden. Eltern oder Lehrer stellten vielleicht zu früh hohe Anforderungen an das Kind und zeigten sich ungehalten, als die Erfolge nicht auf Anhieb eintraten. Oder sie erwarteten bestimmte Begabungen und Talente bei dem Kind, mit denen es nicht aufwarten konnte. Aufgrund ihrer deutlich gezeigten Enttäuschung entstand bei dem Kind ein bleibendes Gefühl der Minderwertigkeit.

Die Buttercup-Essenz verleiht die Kraft, seine Fähigkeiten anzuerkennen und seine innere Bestimmung zu verwirklichen, gegebenenfalls auch über die Ansprüche von Familie oder Gesellschaft hinweg.

Misstrauen

Oregon Grape – Berberitze, Berberis aquifolium, Sauerdorngewächs, gelb

Der vorherrschende Wesenszug des Oregon-Grape-Typs sind Misstrauen und übertriebene Vorsicht im Umgang mit seinen Mitmenschen. Er kann sich nicht vorstellen, dass jemand ohne böse Absichten handelt oder immer guten Willens ist. Hinter jeder Liebenswürdigkeit oder freundlich gemeinten Äußerung wittern sie eine Falle und fragen sich, worum sie diesmal betrogen werden sollen.

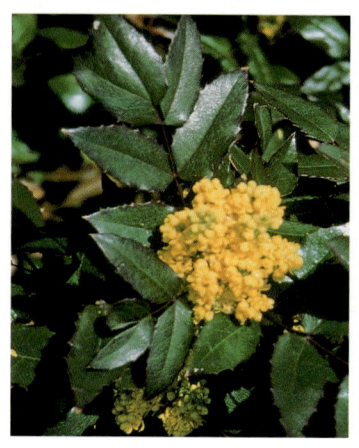

Oregon Grape
● Schafft Vertrauen in das Gute im Menschen
● Veranlasst dazu, anderen einen Vertrauensvorschuss zu gewähren und ihren guten Willen zu erkennen

Eine derartige Haltung kann sich bis hin zu paranoiden Wahnvorstellungen steigern, in denen jedermann zum persönlichen Feind wird. Häufig basiert dieses übersteigerte Misstrauen auf einer einschneidenden früheren Erfahrung: Dabei wurde das eigene unbedarfte Entgegenkommen durch eine andere Person schwer enttäuscht. Eine derartige Verletzung kann sehr tief sitzen. Manchmal geht das ständige Misstrauen jedoch auch auf eigene Charaktermängel zurück. Denn wer ständig daran denkt, wie er seine Mitmenschen übervorteilen kann, schließt von seiner negativen Haltung auf andere.

Die Oregon-Grape-Essenz hilft, diese falsche Einstellung gegenüber seinen Mitmenschen zu ändern und den positiven Aspekt im Gegenüber zu erkennen und zuzulassen. Außerdem hilft sie dabei, die Einheit der Schöpfung und aller Kreatur zu erkennen.

Muskelverspannungen

- Dandelion, → Gefühlsstau (siehe Seite 36)

Mutter-Kind-Beziehung

Mariposa Lily – Mormonentulpe, Calochortus leichtlinii, Liliengewächs, gelb-purpur

Das Mariposa-Lily-Kind ist nicht glücklich. Es fühlt sich von der Mutter ungeliebt und unerwünscht. Als Ersatz für die mangelnde Liebe stopft es entweder zu viel Essen in sich hinein oder verweigert die Nahrung aus Protest. Vielleicht hat das Kind ein Trauma hinter sich; es war zum Beispiel eine Frühgeburt oder ein Scheidungsopfer. In der Pubertät werden dann häufig Vorwürfe gegenüber der Mutter laut; es kann zu Streit und Entfremdung kommen.

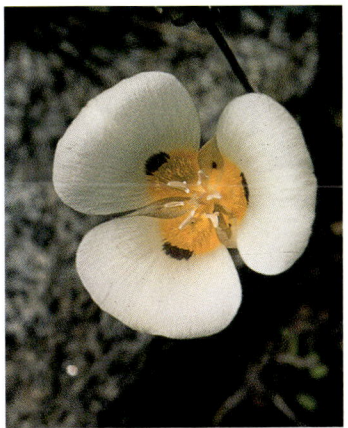

Mariposa Lily
- Essenz für Mutter und Kind
- Hilft bei Essstörungen
- Erleichtert das seelische Abnabeln zwischen Mutter und Kind

K: Reduziert Frühreife; erleichtert den Übergang des Kindes zum Erwachsensein

Die Mariposa-Lily-Essenz kann dazu beitragen, Geburts- oder Kindheitstraumata zu verarbeiten und zu heilen. Sie ermöglicht es, dass man trotz einer lieblosen Kindheit empfänglich wird für die menschliche Liebe. Und sie bereitet den Boden dafür, dass man die Lieblosigkeit, die man selbst erlebt hat, nicht wieder an seine eigenen Kinder oder andere Menschen weitergibt. Die Mariposa-Lily-Blütenessenz gibt außerdem Müttern mehr Kraft, ihre Kinder umsorgen und ihnen vermehrt Schutz, Trost und Liebe zukommen lassen zu können.

Negatives Denken

Mountain Pennyroyal – Indianernessel, Monardella odoratissima, Lippenblütler, rot, weiß oder lila

Die Mountain-Pennyroyal-Essenz kann helfen, sich von negativen Gedanken zu befreien, insbesondere von einer destruktiven Sichtweise anderer Menschen, die man bewusst oder unbewusst übernommen hat. Dabei sollte aber nicht übersehen werden, dass eine negative Beeinflussung immer auf einen aufnahmebereiten Nährboden treffen muss, um sich entfalten zu können. Dieser ist oft bei Menschen vorhanden, die aufgrund ihrer Kindheitserfahrungen dazu neigen, kein gutes Bild von sich selbst, anderen oder dem Leben allgemein zu haben.

Sehr häufig haben diese negativen Gedanken auch körperliche Ursachen: Man denke nur an die Übellaunigkeit, mit der man morgens erwacht, wenn man spät abends ein schweres Mahl eingenommen hat. Aufgrund der eingeschränkten Verdauungstätigkeit in der Nacht können im Darm Gifte entstehen, die den Organismus und damit auch das Denken beeinträchtigen. Ähnliches gilt für die übermäßige Aufnahme von Genussmitteln oder Medikamenten.

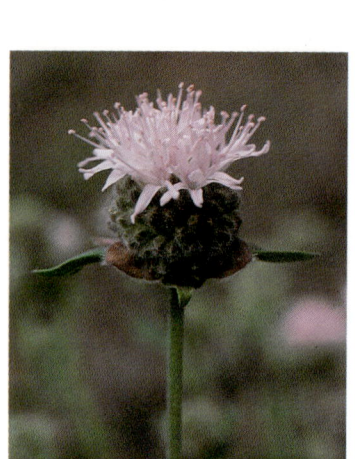

Mountain Pennyroyal
● Reinigt den Geist von negativen Gedanken
● Hilft, sich gegen negative Gedanken anderer abzuschirmen
● Schafft geistige Klarheit

Die Blütenessenz hilft dabei, sich von Schlacken und Gift-stoffen zu befreien, insbesondere im Bereich der Verdau-ungsorgane. Auf der geistigen Ebene vermittelt sie die Ein-sicht, dass man sich zur Steigerung des eigenen Wohlbefindens von negativen Gedanken befreien und sich nicht zu sehr mit den Problemen anderer belasten sollte.

Nervöse Erschöpfung

Lady's Slipper - Frauenschuh, Cyripedium parviflorum oder Cyripedium reginae, Orchideengewächs, gelb

Für Lady's-Slipper-Menschen versinkt das tief innen woh-nende Lebensziel unter den ständigen Anforderungen des Alltags. Haushalt, Kinder, Erwartungen des Partners oder Beruf, der jeden Tag alles von einem fordert, entziehen einem die letzten Kräfte. Man hetzt von einem Tag zum anderen mit dem Gefühl, am Ende nichts erledigt zu haben. Die Folge: Man verliert sich in all dieser Betriebsamkeit. Männer, die zum Lady's-Slipper-Typus gehören, leiden häufig unter stress-bedingter Impotenz. Generell nimmt das sexuelle Begehren bei beiden Geschlechtern ab.

Die Blütenessenz aus Lady's-Slipper hilft, das höhere geistige Ziel, das uns antreibt, auch im Alltag nicht aus dem Auge zu verlieren. Sie erfüllt unser Erdungszentrum, das Wurzelcha-kra, mit geistiger Kraft, so dass dieses harmonisch arbeiten kann. So kann auch Sexualität in neuen spirituellen Dimen-sionen erfahren werden. Die Geistigkeit wird nicht abgelöst vom Körper, sondern durch ihn.

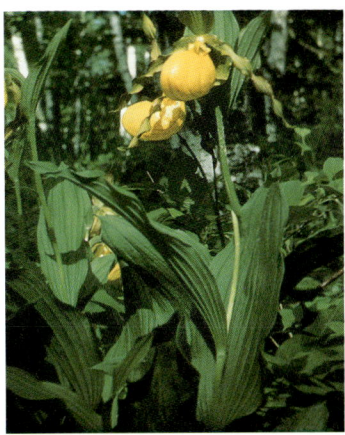

Lady's Slipper

● Fördert die spiritualisierte Sinnlichkeit
● Unterstützt die geerdete Geist-lichkeit
● Hilft bei der Verfolgung höherer Ziele

Nervosität

● Lavender, → Überdrehtheit (siehe Seite 79 f.)

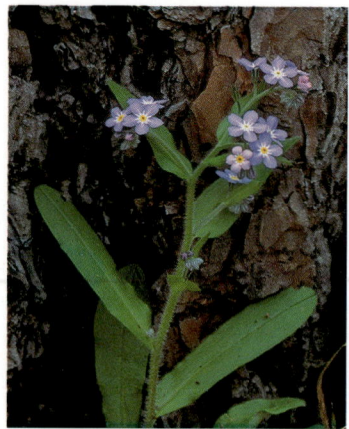

Forget-Me-Not

● Hilft, sich von vergangenen Beziehungen zu lösen
● Unterstützt die Fähigkeit, sich wieder auf das eigene Gefühl zu verlassen

Nicht zu Ende Gebrachtes

Forget-Me-Not – Waldvergissmeinnicht, Myosotis sylvatica, Borretschgewächs, blau

Die Vergissmeinnicht-Essenz bringt unverarbeitete und verdrängte Erlebnisse wieder in Erinnerung. Das kann eine unerwiderte Liebe sein oder eine Beziehung zu einem Menschen, die durch Tod oder Trennung unterbrochen wurde. Auch wenn man nicht permanent daran denkt, spürt man doch unterbewusst, dass noch etwas zu Ende gebracht werden muss. Diese Gefühlslage macht unfrei und hindert uns oft daran, uns weiterzuentwickeln und neue Partnerschaften einzugehen.

Auch ein unverarbeitetes Ereignis, das sich in Gedanken oder Träumen immer wieder zurückmeldet, kann einer dieser unerledigten Inhalte sein. Manchmal handelt es sich auch um eine besondere Fähigkeit, ein Talent, das nie gefördert wurde und in Vergessenheit geriet. Zurück blieb oft das Gefühl, etwas versäumt zu haben.

Die Forget-Me-Not-Blütenessenz gibt den Anstoß, sich bewusst mit unverarbeiteten Erlebnissen auseinander zu setzen und versuchen, sie zu bewältigen.

Oberflächlichkeit

● Hound's Tongue, → Materialistische Lebenseinstellung (siehe Seite 58)

Panik

Red Clover – Wiesenklee, Trifolium pratense, Schmetterlingsblütler, rot

Red Clover kann in panikartigen Zuständen helfen, wie sie bei einzelnen Personen entstehen können, wenn eine Gruppe von Menschen durch aufgeschaukelte Emotionen in

Tumult gerät. Derartige Situationen kann man nicht selten in größeren Menschenansammlungen, wie z. B. bei Massenveranstaltungen, beobachten. Sie ufern oft in unkontrollierbares oder brutales Verhalten aus, was bei sensibleren Personen hysterische Reaktionen auslösen kann. Sei es nun auf Sportveranstaltungen, Rockkonzerten oder auch im Familienkreis – in derartigen Situationen hat jener einen besseren Stand, der im entscheidenden Augenblick die Ruhe bewahrt.

Die Red-Clover-Blütenessenz kann dem Einzelnen dabei helfen, in Auseinandersetzungen einer größeren Gruppe den nötigen Überblick zu bewahren, nicht in Panik zu verfallen und gegebenenfalls vermittelnd einzugreifen.

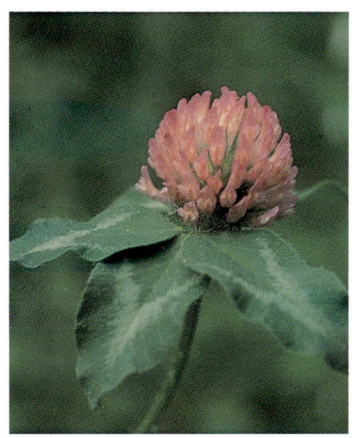

Red Clover
● Die Notfallessenz
● Wirkt bei Anlässen, die zu panikartigen Reaktionen führen
● Ist geeignet für Personen mit Leitungsfunktionen
K: Dient der Verarbeitung emotional schwieriger Familiensituationen

Psychosomatische Erkrankungen

● Fuchsia, → Verdrängte Gefühle (siehe Seite 88)

Regressives Verhalten

● Fairy Lantern, → Unreife (siehe Seite 85 f.)

Reizüberflutung

Dill – Gurkenkraut/Dill, Anethum graveolens, Doldengewächs, goldgelb

Die Dillessenz ist vor allem für Menschen hilfreich, die häufig einer Überflutung von Sinneseindrücken ausgesetzt sind, sei es durch den hektischen Lebensrhythmus in der Großstadt oder durch ein stressiges Umfeld am Arbeitsplatz. Menschen, die tagtäglich den Überblick über komplizierte Apparaturen behalten und damit eine große Verantwortung tragen müssen, wie z. B. Fluglotsen, sind besonders belastet.

Aufgrund der ständig wechselnden Flut von Eindrücken und der übermäßigen psychischen Beanspruchung kann es zu

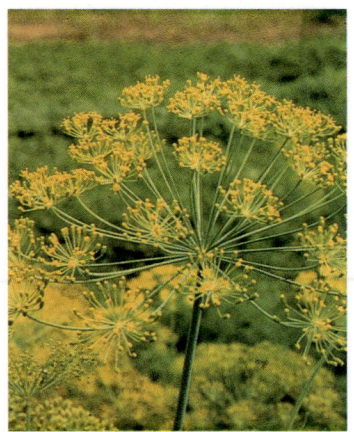

Dill

● Geeignet für Personen, die unter starkem psychischen Druck arbeiten müssen
● Fördert das natürliche Gleichgewicht von Anspannung und Entspannung
● Mildert die Folgen von Jetlag
K: Fördert gesunden Schlaf nach Überdrehtheit

Schlafstörungen, Verdauungsproblemen, Nervosität und innerer Unruhe kommen. Schlimmstenfalls können die betroffenen Personen gar nicht mehr abschalten und setzen sich auch in ihrer Freizeit starken Reizen wie Fernsehen, häufigen Besuchen von Diskos oder Sportveranstaltungen aus.

Mit der Dillblütenessenz wird die Fähigkeit zu echter Regeneration gefördert, was den Menschen wieder belastbar macht. Auch der Stress des Großstadtlebens und eine schnelle Gangart am Arbeitsplatz können so leichter verkraftet werden. Wer oft auf Reisen ist, kann die ständig wechselnden Eindrücke besser verarbeiten. Kinder leiden besonders unter starken Sinneseindrücken. Die Essenz unterstützt sie dabei, mit schwierigen Lebenssituationen, wie etwa einer Scheidung der Eltern, besser fertig zu werden.

Risikoschwangerschaft

● California Wild Rose, → Lebensüberdruss (siehe Seite 50)

Rüpelhaftigkeit

● Goldenrod, → Mangelnde Selbstsicherheit (siehe Seite 56 f.)

Schamgefühle

Pink Monkeyflower – Rosa Gauklerblume, Mimulus levisii, Rachenblütler, rosa

Pink-Monkeyflower-Menschen sind einem ständigen Gefühl der Scham ausgesetzt. Sie sind sich unsicher in dem was sie tun und neigen daher dazu, sich ständig bei anderen zu entschuldigen. Ihre Körperhaltung ist oft gebeugt, so als ob sie gar nicht wahrgenommen werden wollen. Aus Angst vor Bloßstellung oder Zurückweisung verschließt sich der Pink-Monkeyflower-Typ vor anderen, und zwar wesentlich konsequenter als schüchterne Menschen. Ein derart tief sitzendes Schamgefühl geht meist auf entwürdigende und demütigende Erlebnisse in der Kindheit zurück. Es kann aber auch Ausdruck einer übermäßig empfindsamen Seele sein, die schon bei vergleichsweise geringen Anlässen schmerzhafte Verletzungen davonträgt.

Die Pink-Monkeyflower-Essenz hilft, Schmerz, Wut oder berechtigten Zorn dort zuzulassen, wo stellvertretend dafür Schamgefühle entwickelt wurden. Außerdem stärkt sie die Bereitschaft, Beziehungen einzugehen und lehrt, offen zu bleiben für das Wagnis der Liebe.

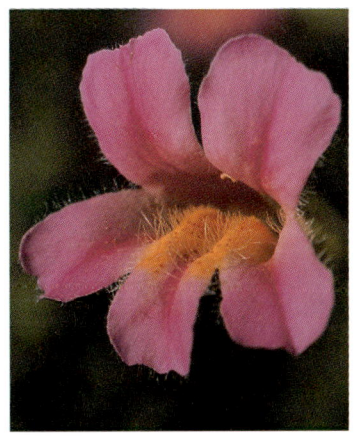

Pink Monkeyflower

● Macht Mut, zu sich selbst zu stehen und auf andere zuzugehen.
● Hilft, die eigenen Gefühle zu akzeptieren und zuzulassen.
K: Geeignet für misshandelte Kinder zur Verarbeitung von Schmerz und Wut sowie zum Abbau von Schamgefühlen und Angst vor Sexualität

Schlafwandeln

● Saint John's Wort, → Angstzustände (siehe Seite 24)

Schlechter Führungsstil

● Larkspur, → Übertriebenes Pflichtbewusstsein (siehe Seite 83)

Schmerzen

● Arnica, → Schockzustände (siehe Seite 68 f.)

Schmerzvolle Erfahrungen in der Kindheit

Golden Ear Drops – Herzblume, Dicentra chrysantha, Mohngewächs, goldgelb

Golden-Ear-Drops-Menschen haben als Kind häufig schmerzvolle Erfahrungen erlitten. Meist sind sie als Waisen, Halbwaisen oder Scheidungskinder groß geworden. Um sich vor erneuten Verletzungen und Enttäuschungen zu schützen,

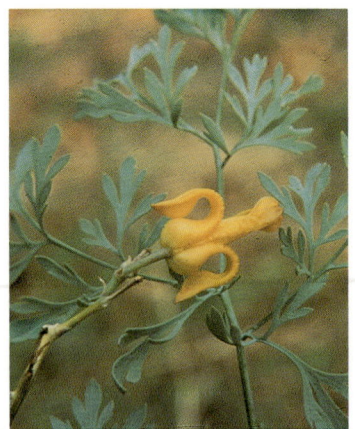

Golden Ear Drops
● Hilft bei Gefühlsblockaden
K: Bei schwierigen Familien-
verhältnissen, z. B. Waisen oder
Scheidungskindern

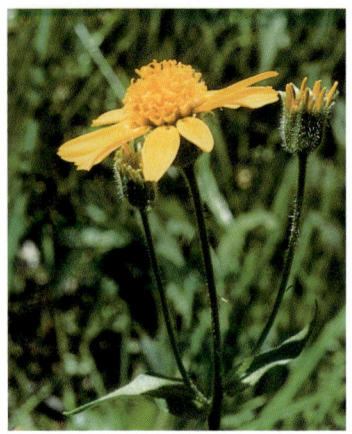

Arnica
● Hilft bei Schockbehandlungen
● Zur Begleitung therapeutischer
Maßnahmen
K: Zur Nachbehandlung bei Not-
fällen; nach schwerer Geburt

haben sie sich gefühlsmäßig von der Außenwelt abgekapselt. Unterbewusst beschlossen sie, keine Emotionen mehr zu haben oder diese keinesfalls preiszugeben. Manche von ihnen wuchsen zu misstrauischen, ängstlichen, mit starken Minderwertigkeitsgefühlen behafteten und beziehungsunfähigen Erwachsenen heran. Aus Furcht, erneut verlassen, enttäuscht oder zurückgewiesen zu werden, können sie nun keine Bindungen mit anderen Menschen mehr eingehen.

Die Blütenessenz erhöht die Bereitschaft, sich mit schmerzvollen Erinnerungen auseinander zu setzen, die in der Kindheit nicht auf angemessene Weise verarbeitet werden konnten, und sich von ihnen zu lösen. Sie kann zudem dabei helfen, endlich befreiende Tränen fließen zu lassen, die als Kind und als Erwachsener nicht geweint wurden. Da die Verarbeitung traumatischer Erlebnisse nicht unproblematisch ist, sollte eine Vertrauensperson zur Unterstützung hinzugezogen werden.

Schockzustände

Arnica – Arnika, Arnica mollis, Korbblütler, gelb

Die Arnica-Blütenessenz wirkt lindernd, wenn ein dramatisches Erlebnis, ein Unfall oder plötzlich auftretende heftige Schmerzen einen Schock ausgelöst haben. Dieser Mensch wirkt blass, apathisch, fast leblos; alle Energie scheint aus seinem Körper gewichen zu sein. Die Verbindung zwischen Körper und innerer geistiger Kraftquelle ist kurzzeitig unterbrochen. Auch Entzugserscheinungen nach Alkohol-, Tabletten- oder Drogenmissbrauch können schockähnliche Zustände auslösen. Es gibt jedoch auch positive Schockerlebnisse, die sich auf die oben genannte Weise ausdrücken. Dazu gehören die Geburt eines Babys oder das Wiederauftauchen eines lange vermissten und geliebten Menschen.

Mit Hilfe der Arnica-Blütenessenz kann man die ursprüngliche Lebensenergie und die Einheit von Körper und Geist wiederherstellen. Zudem kann sie dabei helfen, Schmerzen beispielsweise nach einem Unfall zu lindern und die Heilung von Wunden zu beschleunigen.

Schüchternheit

Violet – Veilchen, Viola adunca, Veilchengewächs, violett

Der Violet-Typ ist schüchtern, zurückhaltend und oft sehr sensibel. Solche Menschen sind häufig einsam, obwohl sie sich danach sehnen, zu einer Gruppe zu gehören. Es fällt ihnen schwer, sich unter Freunden, Bekannten, Arbeitskollegen oder in einer größeren Gruppe zu behaupten.
Dies kann auf einem Mangel an Selbstvertrauen beruhen oder auf der unterbewussten Angst, völlig in einer Gruppe unterzugehen, in ihr die eigene Persönlichkeit nicht darstellen zu können oder ganz zu verlieren. Die feinfühlige Art und oft auch spirituellen Neigungen der Violet-Typen stellen jedoch für alle Menschen eine Bereicherung dar.
Die Violet-Blütenessenz stärkt das Selbstbewusstsein und gibt diesen Menschen die Kraft, die Furcht vor einem Persönlichkeitsverlust innerhalb der Gruppe zu verlieren.

Schwächezustände

Yarrow Special Formula – Yarrow, Gewöhnliche Schafgarbe, Achillea millefolium, Korbblütler, weiß

Menschen, die stark durch Umweltgifte belastet sind, kann die Yarrow Special Formula helfen. Radioaktive Strahlen, Erdstrahlen, Elektrosmog oder eine starke Verschmutzung der Luft durch Industrie- und Autoabgase führen langfristig

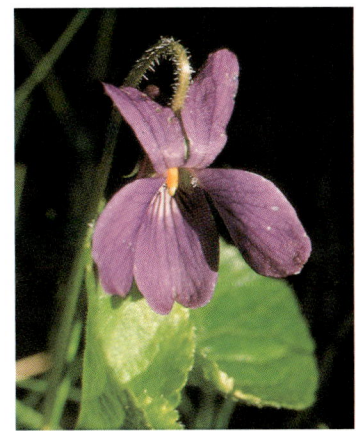

Violet
● Stärkt das Selbstwertgefühl
K: Hilft, bei Problemen, Anschluss an andere zu finden

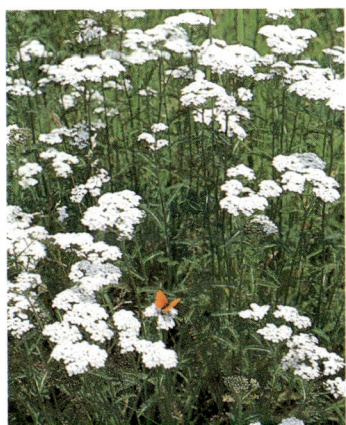

Yarrow Special Formula
● Stärkt die Integrität des Ätherleibs
● Unterstützt die Regenerationsfunktionen

69

Yarrow Special Formula hält die Lebensenergie und die jedem Menschen innewohnenden positiv formenden Kräfte in Gang. Andere Blüten, die bei Schwächezuständen helfen, sind Arnica (siehe Seite 68) und Echinacea (siehe unten).

zu gesundheitlichen und seelischen Schädigungen. Die Lebenskräfte sind nicht mehr im Fluss, man fühlt sich ständig müde, selbst wenn man im Alltag keinen besonders anstrengenden Tätigkeiten nachgeht. Auch wenn der Einfluss dieser schädigenden Faktoren bereits einige Zeit zurückliegt, kann die Vitalität nach wie vor eingeschränkt sein.

Die Schafgarben-Spezialmischung auf der Basis von Meereswasser schützt Geist und Körper vor diesen unsichtbaren Stressfaktoren und stärkt ihn gegen weitere Belastungen. Auch vorbeugend kann die Blütenessenz eingenommen werden, wenn man beispielsweise aus geschäftlichen Gründen einen Aufenthalt in einem Industriegebiet oder einer Region, die stark durch Umweltgifte belastet ist, plant.

Sehnsucht

● Forget-Me-Not, → Nicht zu Ende Gebrachtes (siehe Seite 64)

Selbstentfremdung

Echinacea – Roter Sonnenhut, Echinacea angustifolia, Korbblütler, rosa und purpur

Die Echinacea-Blütenessenz ist für Menschen geeignet, die nach einem schmerzhaften Erlebnis (emotionale Misshandlung, Gewalttat, Unfall etc.) ihre geistige Identität verloren haben. Sie sind nicht mehr mit ihrem innersten Wesen verwurzelt, fühlen sich zerfahren und keinen gesellschaftlichen Regeln verpflichtet.

Es erscheint so, als ob diese Menschen gar nicht wirklich existierten. Verstärkt wird dieser Zustand der Selbstentfremdung durch das Leben in anonymen Großstädten, die mangelnde Geborgenheit in der Familie oder die wachsende Entfremdung in der Arbeitswelt. Das gestörte Verhältnis zum

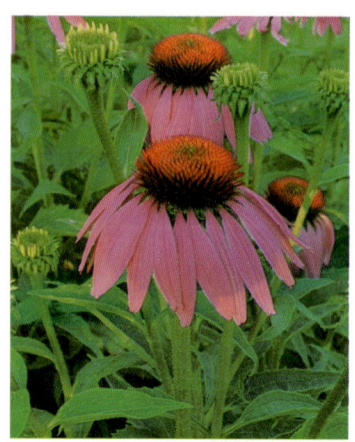

Echinacea
● Macht ausgeglichener
● Verdeutlicht den Sinn der eigenen Würde

eigenen Selbst kann zu seelischen und körperlichen Beschwerden führen, die auf einer Schwächung des körpereigenen Abwehrsystems beruhen.

Die Echinacea-Blütenessenz stellt die innere Einheit des Menschen wieder her und lässt einen die Wurzeln der eigenen Identität wiederentdecken.

Selbstmordgedanken

● California Wild Rose, → Lebensüberdruss (siehe Seite 50)

Sensitivität

Golden Yarrow – Gartenschafgarbe, Achillea clytedata, Korbblütler, gelb

Besonders Künstler besitzen oft eine sehr ausgeprägte Empfindsamkeit. Um seelischen Verwundungen, die sie in ihrer Schaffenskraft beeinträchtigen könnten, aus dem Weg zu gehen, ziehen sie sich häufig weitgehend von der äußeren Welt zurück – sie gelten dann als kauzige und introvertierte Einsiedler. Ihre Überempfindlichkeit ist jedoch keineswegs überspannt, sondern Ausdruck ihrer Feinsinnigkeit. Häufig kommen diese Menschen mit ihrer Sensitivität und Introvertiertheit nur schwer zurecht; sie neigen dann dazu, das Leben mit Alkohol und Drogen erträglicher zu machen. Dies hat jedoch oft zur Folge, das ihre Empfindsamkeit gedämpft wird und abstumpft. Meist geht dies auch mit einer Schwächung ihrer künstlerischen Inspiration und kreativen Ausdruckskraft einher.

Die Golden-Yarrow-Blütenessenz befähigt sensible Menschen, sich wieder mehr der äußeren Welt zu öffnen und die Angst, dabei verletzt zu werden, in den Griff zu bekommen. Sie sind dadurch auch weniger anfällig gegen Angriffe von außen.

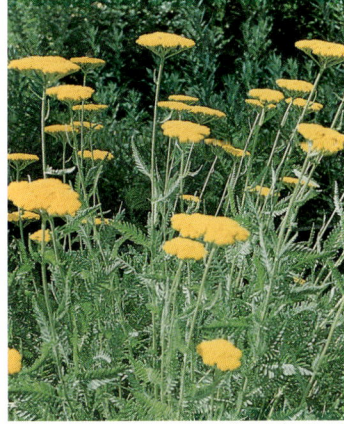

Golden Yarrow
● Fördert Ausgeglichenheit und innere Ruhe, auch bei öffentlichen Auftritten
● Stärkt die Widerstandskraft
● Hilft sensiblen und introvertierten Menschen, sich zu entfalten

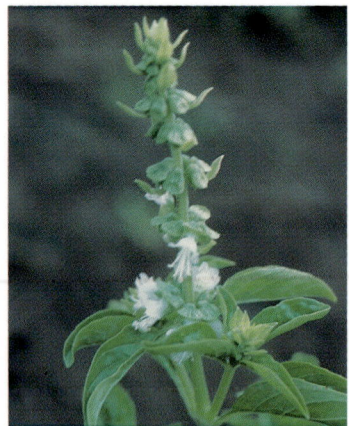

Basil

● Sexualität wird als positiv und schöpferisch erfahren
● Dient zur Unterstützung der Paartherapie bei sexuellen Konflikten

Die beglückende überirdische Seeligkeit, die ein Erleuchteter oder Heiliger im Laufe seines Lebens erreicht, macht das Streben nach körperlichem und materiellem Glück überflüssig. Doch bis zu diesem Zustand, sollte ein Mensch auch die leibliche Seite in ihrer ganzen Fülle und Ausdrucksvielfalt erlebt haben.

Sexualfeindlichkeit I

Basil – Basilikum, Ocimum basilicum, Lippenblütler, weiß

Manche Menschen, die einen geistig orientierten Lebensweg eingeschlagen haben, sind davon überzeugt, dass für ihre spirituelle Entwicklung die Überwindung der Sexualität nötig ist. Die Keuschheit mancher Heiligen dient ihnen dabei als Vorbild, und sie betrachten alles Körperliche als niedrig im Vergleich zu ihren geistigen Zielen. Sie negieren ihre Sexualität und grenzen dadurch einen wesentlichen Teil ihrer Persönlichkeit und der menschlichen Existenz aus.

Dies mag über eine gewisse Zeitspanne oder in Ausnahmefällen seine Berechtigung haben. Normalerweise jedoch erzeugt es ein unangenehmes Gefühl des Mangels. Dass spirituelles Bestreben und sexuelle Freuden sich keineswegs ausschließen müssen, zeigt der indische Tantrismus. Erst nachdem ein Mensch wahrhaft geistig erleuchtet wurde, können die Sexualität und sein körperliches Begehren von ihm abfallen wie eine reife Frucht vom Baum.

Mit Hilfe der Basil-Blütenessenz können nach Spiritualität strebende Menschen die Einsicht gewinnen, dass nur die gemeinsame Entwicklung von Geist und Körper echte Geistigkeit hervorbringt.

Sexualfeindlichkeit II

Easter Lily - Madonnenlilie, Lilium longiflorum, Liliengewächs, weiß

Der Easter-Lily-Typ hat ein gespanntes Verhältnis zur Sexualität. Generell empfindet er beim Gedanken an geschlechtliche Beziehungen Ekel und Widerwillen. Dem Sex haftet in seinen Augen etwas Widerwärtiges und Unreines an. So versuchen diese Menschen, Sex möglichst zu vermeiden, oder – was besonders schlimm ist und schwere psychische Leiden nach sich ziehen kann – sie zwingen sich dazu, um die Erwartungen des Partners nicht zu enttäuschen. Bei diesem Akt ist dann lediglich der Körper beteiligt. Seele und Geist bleiben verschlossen und verweigern die Hingabe.

Die Gründe für fehlende Freude am Sex sind vielfältiger Natur. So kann eine Missbrauchserfahrung in Kindheit oder Jugend ebenso dazu geführt haben wie das Erleben von Sexualität als strafbarer Handlung. Dem liegt häufig ein verkrampftes Verhältnis der Eltern zum Sex zugrunde, welches sich dann auf das Kind überträgt.

Easter Lily hilft dabei, ein neues Verhältnis zur eigenen Sexualität zu entwickeln, indem das Gefühl für die immerwährende Reinheit der eigenen Seele gefördert wird. Mit Hilfe dieser Essenz kann man lernen, dass Seele und Geist durch entspannten und freudig erlebten Sex sogar in höhere spirituelle Ebenen aufsteigen. Sexualität wird dann nicht mehr nur körperlich, sondern mit dem ganzen Wesen erfahren.

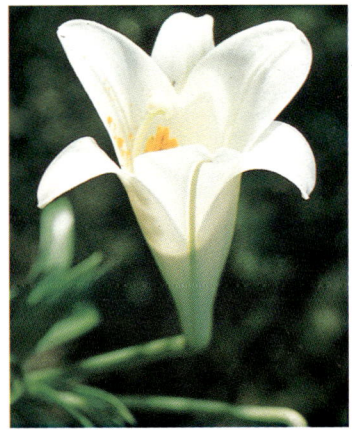

Easter Lily
- Stärkt die innere Reinheit
- Verbindet Sexualität und Spiritualität
- Fördert die Erweiterung des Geist-Körpers

Sexualprobleme

Sticky Monkeyflower – Klebrige Gauklerblume, Mimulus aurantiacus, Rachenblütler, orange

Sticky Monkeyflower steht für einen natürlichen und ungezwungenen Umgang mit Sexualität und Liebe. Zwei gegensätzliche Problembereiche sind diesem Blütentyp zugeordnet: einmal die Angst vor Nähe und Körperlichkeit als Folge unangenehmer Erfahrungen und Misshandlungen in Kindheit oder Jugend; zum anderen der Hang zu Promiskuität und übertriebenen oder ausgefallenen Sexualpraktiken. Beide Verhaltensweisen können, obwohl sie genau entgegengesetzt sind, von dem Gefühl regiert werden, sexuell nicht attraktiv zu sein. Ein so geprägter Mensch verschließt sich dann allen Intimitäten oder muss sich jeden Tag aufs Neue Bestätigung verschaffen.

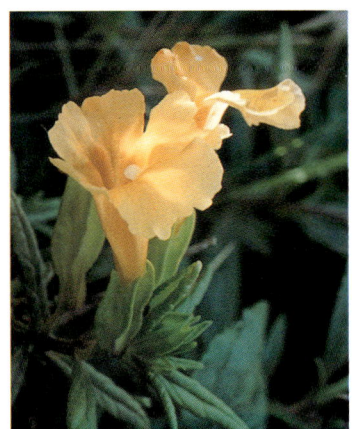

Sticky Monkeyflower
- Harmonisiert Liebe, Gefühl und Sex
K: Ist während der Pubertät einzusetzen

73

Die Blütenessenz hilft dabei, Sexualblockaden zu lösen, welche auf schlechte Erfahrungen zurückgehen. Andererseits dämpft sie den übermäßigen sexuellen Erfolgsdruck bei Menschen mit ausschweifendem Sexualleben.

Sexuelle Besessenheit

● California Pitcher Plant, → Ungleichgewicht zwischen Intellekt und Instinkt (siehe Seite 84)

Sinnsuche
Sage – Echter Salbei, Salvia officinalis, Lippenblütler, violett

Die Sage-Blütenessenz ist für ältere Menschen, die Rückschau halten und ihre Lebenserfahrungen einordnen und bewerten. Hierbei kann sich das Gefühl tiefer Sinnhaftigkeit einstellen, d.h., es wird der tiefere Zusammenhang in jeder erlebten Prüfung und jedem Fehlschlag gesehen, die dem Menschen zu mehr Reife und geistiger Weite verhalfen.

Manche Menschen jedoch können in ihren einzelnen Lebenserfahrungen keine tiefere Bedeutung sehen. Sie halten ihr Leben für eine Aneinanderreihung zufälliger Geschehnisse und sich selbst für einen Spielball, der von den Wechselfällen der Ereignisse bewegt wurde. Dabei übersehen sie, dass die Einsicht in einen tieferen Sinn alles Lebens eine intuitive und seelische Erkenntnis ist. Diese kann sich beispielsweise in einem Zustand tiefer Entspannung oder religiöser Versenkung einstellen.

Mit der Sage-Blütenessenz wird diesen Menschen dabei geholfen, aus ihren Erfahrungen zu lernen. Sie erweitert den Horizont beim Betrachten des eigenen Lebens und hilft, Frieden mit sich selbst und seinem Schicksal zu schließen.

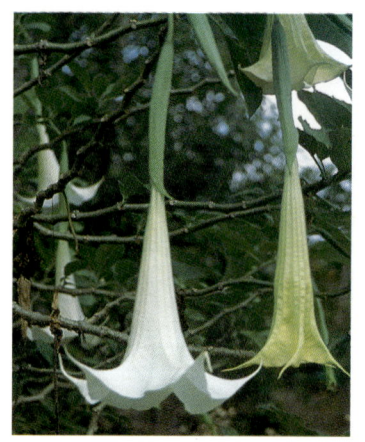

Sage
● Hilft beim Annehmen des Unabänderlichen
● Stärkt seelische Kräfte und intuitive Erkenntnismöglichkeiten

Spirituelle Entfaltung

Lotus – Lotus oder Lotos, Nelumbo nucifera, Seerosengewächs, rosa oder weiß

In Asien heißt es, dass der Lotus erblühte, als Buddha das Licht der Welt erblickte. Der geöffnete Kelch dieser Seerose gilt als Symbol für die buddhistische Lehre und für die »endlose Wiederkehr der Existenz«. Auch die Lotus-Essenz hat in erster Linie spirituelle Bedeutung und wird gerne bei religiösen Ritualen und Zeremonien verwendet, um die Teilnehmer aufnahmebereit für intuitive Erkenntnisse und meditative Einsichten zu machen. Sie kann auch dazu beitragen, bereits vorhandenes spirituelles Wissen für das Leben nutzbar zu machen.

Auf diese Weise schafft die Lotus-Essenz Harmonie zwischen den höheren und niederen Bereichen unserer Existenz. Sie öffnet spirituelle Bereiche und bringt die geistige Entwicklung eines Menschen voran. Bei Meditationsübungen, Gebeten oder anderen Exerzitien hilft sie dabei, sich zu versenken. Die Lotus-Blütenessenz kann auch gemeinsam mit anderen Essenzen eingenommen werden, um deren Wirkung zu verstärken.

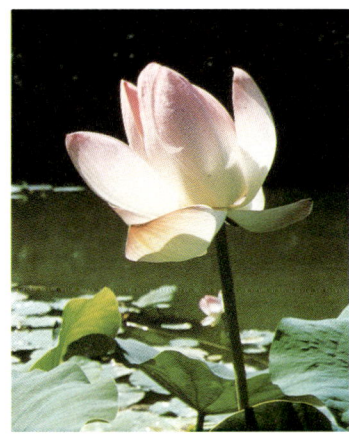

Lotus
- Dient der Bewusstseinserweiterung
- Wirkt harmonisierend

Spirituelle Rastlosigkeit

California Poppy – Kalifornischer Goldmohn, Escholtzia californica, Mohngewächs, goldorange

Menschen, denen California Poppy helfen kann, sind ständig auf der Suche nach spirituellen Höhepunkten. Sie streben immerzu nach neuen und starken Gefühlen, nach Wahrheit und Glückseligkeit. Doch suchen sie an der falschen Stelle. Selbstverwirklichung vermeinen sie nur in der Außenwelt zu finden, nicht in ihrer eigenen Seele.

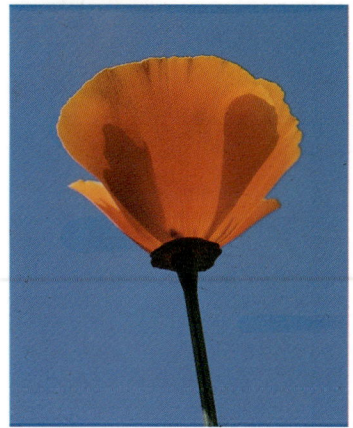

California Poppy

● Weist den Weg zu innerem Frieden
● Beflügelt die Fantasie und schafft Wandlungsmöglichkeiten
K: Geeignet für Kinder, die zu viel fernsehen und unkreativ sind; für Jugendliche als Schutz vor Drogenexperimenten

So probieren sie jede Woche eine andere Meditationstechnik oder Körperübung aus und laufen von einer Selbsterfahrungsgruppe zur nächsten. Sobald der Reiz des Neuen jedoch verflogen ist, erlischt ihr Interesse.

Selten sind diese Wahrheitssucher bereit, tief greifende Veränderungen in ihrem eigenen Inneren vorzunehmen. Statt in einer gleichmäßigen inneren Entwicklung langsam zu wachsen, verfallen sie äußeren spirituell angehauchten Modeerscheinungen. Oft liegt dieser Rast- und Ziellosigkeit in geistigen Dingen eine innere Leere oder Schwermut zugrunde, die durch immer wechselnde Außenreize überbrückt werden soll. Die Sucht nach steter Ablenkung und dem scheinbaren Bedürfnis nach Neuem im Bereich der geistigen Wahrnehmungen kann in manchen Fällen auch zum Experimentieren mit Drogen verführen.

Die California-Poppy-Essenz stärkt bei Menschen, die sich für bewusstseinserweiternde Methoden allzu leicht begeistern, die Einsicht, dass diese Übungen und Techniken immer nur Hilfsmittel auf dem Weg zu einem inneren Wandel sind. Außerdem lässt sie leichter erkennen, dass seelischer Reichtum sich erst nach und nach entwickeln kann.

Sprachstörungen

● Trumpet Vine, → Ausdrucksschwäche (siehe Seite 25 f.)

Streitsucht

● Tiger Lily, → Aggressivität (siehe Seite 18)

Stress

● Chamomile, → Innere Angespanntheit (siehe Seite 40 f.)

Suchtverhalten

Morning Glory – Purpurprunkwinde, Ipomoea purpurea, Windengewächs, blau-weiß oder violett-weiß

Der Morning-Glory-Typ unterscheidet sich in seinem Lebensrhythmus von den meisten anderen Menschen. Er ist ein ausgesprochener Nachtmensch mit einer Vorliebe für nächtelanges Durchfeiern, wobei Drogen und Alkohol als Stimulanzien eine große Rolle spielen. Auffällig an ihm sind seine Nervosität, seine sprunghafte und unberechenbare Art sowie seine ständige Suche nach Abwechslung.

Infolge seines Lebenswandels fehlt es ihm tagsüber an der notwendigen Frische und Vitalität, um etwas wirklich Vernünftiges auf die Beine zu stellen. Da er sich meist nur von seinen momentanen Bedürfnissen leiten lässt und ihm der innere Antrieb zu einer sinnvollen Tätigkeit fehlt, kann er dem Dasein nur im Rauschzustand eine oberflächliche, euphorische Freude abgewinnen. Daher ist ihm auch kaum bewusst, welchen Stellenwert er im gesellschaftlichen Leben einnehmen, welche individuelle Aufgabe er erfüllen soll und zu welchem Zweck er eigentlich existiert.

Mit Hilfe der Morning-Glory-Essenz kann man sich seine momentane ungesunde Lebensführung bewusst machen. Außerdem unterstützt sie dabei, von Drogen, Alkohol und einer allgemein schädlichen Lebensweise loszukommen. Sie lässt neue Lebensperspektiven erkennen, welche langfristig von der Sucht befreien können.

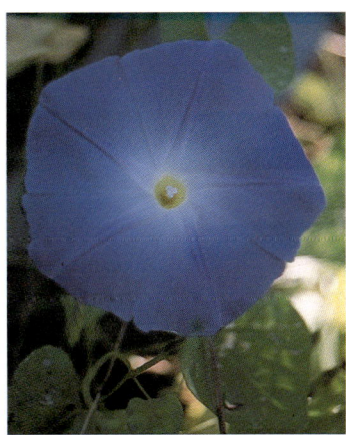

Morning Glory
● Gibt Mut und Lebenskraft für einen Neuanfang
● Dient zur Unterstützung einer Entgiftungs- oder Entziehungskur

Eine weitere Blütenessenz, die im Zusammenhang mit Suchtproblemen angewendet werden kann, ist Milkweed (Abhängigkeiten, siehe Seite 16).

Teamwork

Quaking Grass – Zittergras, Briza maxima, Süßgras, Ährenblüte

Für Menschen, die in einem Team arbeiten müssen, jedoch große Probleme damit haben, sich sinnvoll in der Gruppe

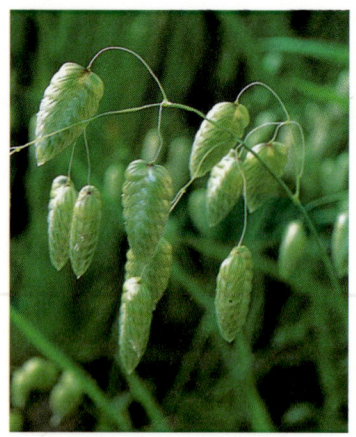

Quaking Grass
- Fördert Teamwork
- Lehrt, auch einmal zurückzustehen
- Schärft das Augenmerk für gemeinsame Ziele

einzubringen, ist die Quaking-Grass-Essenz ideal. Sie unterstützt das Zustandekommen von Leistungen, die eine ganze Gruppe, eine Familie oder Arbeitsgemeinschaft erbringen müssen und fördert den Sinn für gemeinschaftliches Tun. Wichtig ist die Essenz sowohl für Menschen, die immer im Mittelpunkt stehen möchten, sich schlecht einordnen können und damit einer Gruppenleistung im Weg stehen, als auch für solche, die sich zu gering einschätzen, um im Team eine eigenständige Position einzunehmen. Worauf es ankommt, sind das rechte Maß und der Wille, die Gruppeninteressen über die eigenen Interessen zu stellen, dabei aber nicht völlig unterzugehen.

Insgesamt macht die Quaking-Grass-Essenz den Menschen dienstbereiter und sozial verantwortungsbewusster.

Trägheit

- Cayenne, → Angst vor Veränderung (siehe Seite 22)

Trauer

- Bleeding Heart, → Klammern (siehe Seite 43)

Traumatische Erfahrungen

Chaparral – Jochblatt, Larrea tridentata, Jochblattgewächs, gelb

Die Chaparral-Blütenessenz dient der tief greifenden psychischen Reinigung. Traumatische Erlebnisse, die der menschlichen Seele schwere Verwundungen zugefügt haben, werden normalerweise tief ins Unterbewusstsein verbannt. Auf diese Weise schützt ein Mensch sich instinktiv vor der Erinnerung an quälende traumatische Erlebnisse und bewahrt sich davor, sie immer wieder durchleben zu müssen.

Die Verdrängungen senden jedoch Signale an die Oberfläche des Bewusstseins, beispielsweise in Form von nächtlichen Albträumen. Auch das unbestimmte Gefühl, auf gewisse Weise in seinen Handlungen beeinträchtigt zu sein, neurotische und selbstzerstörerische Verhaltensweisen oder Zwangshandlungen sowie irrationale Ängste zeugen von solchen unverarbeiteten, schweren und leidvollen Erfahrungen. Auf längere Sicht kann nur eine erneute Auseinandersetzung mit traumatischen Erlebnissen eine bleibende seelische Befreiung bewirken.

Die reinigende Wirkung der Chaparral-Essenz setzt im Schlaf während der Traumphase ein und ermöglicht der Seele allmählich, von negativen Gefühlen und Erinnerungen frei zu werden. Die Schwingungen der Blütenessenz lösen die unterbewussten Energie- und Gefühlsblockaden und bereiten den Boden für eine therapeutische Aufarbeitung der verdrängten Erfahrungen. Sie unterstützt damit die Bewältigung traumatischer Erlebnisse nach Gewaltanwendung, Drogenmissbrauch, Krieg oder Folter.

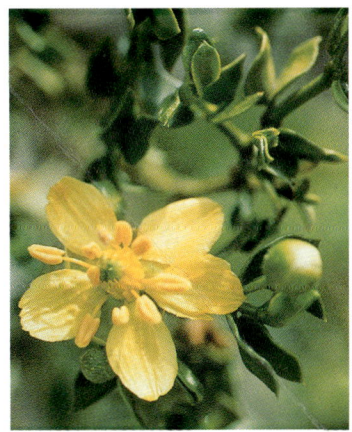

Chaparral
● Ermöglicht die psychische Reinigung von unterdrückten Gefühlen während des Träumens

Überdrehtheit

Lavender – Echter Lavendel, Lavandula officinalis, Lippenblütler, blauviolett

Lavender spricht jene Menschen an, die sich hinsichtlich ihrer spirituellen Entwicklung allzu sehr unter Druck setzen. Sie unterziehen sich übertriebenen geistigen Exerzitien, kasteien sich, meditieren zu oft und zu lange. Dies mag vielleicht Mönche in der Abgeschiedenheit ihrer Klosterzellen in der geistigen Entwicklung vorwärts bringen. Normalsterbliche in ihrer hektischen, stressbeladenen Umgebung überfordern dadurch jedoch leicht ihr Nervensystem. Das Gegenteil dessen, was sie eigentlich möchten, tritt ein: Ihre geistige Entwicklung stagniert. Die Überlastung des Nervensystems macht sie reizbar und überempfindlich. Sie sind den Anforderungen

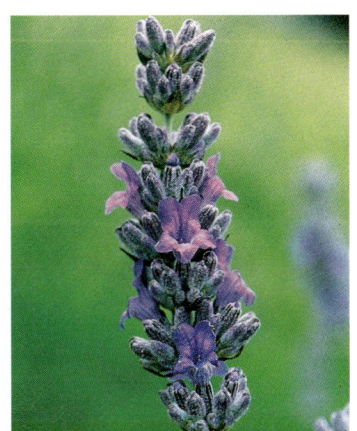

Lavender
● Beruhigt die Nerven
● Führt zu körperlicher und geistiger Entspannung

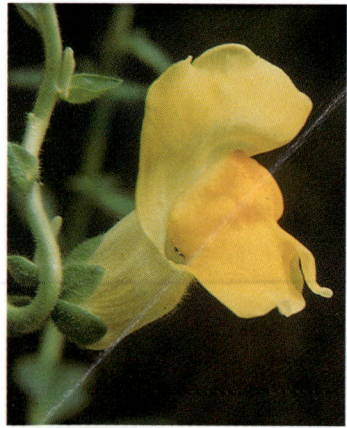

Snapdragon

- Nimmt inneren Druck
- Senkt die Hyperaktivität
- Verbessert den kommunikativen Umgang mit anderen

In diesem Zusammenhang anzuwenden ist auch die Dill-essenz, die speziell auf Reizüberflutungen reagiert (siehe Seite 65 f.).

des Alltags nicht mehr gewachsen. Auch im körperlichen Bereich kann es zu Verspannungen kommen, was sich in Kopfschmerzen, Schlaflosigkeit oder Spannungsschmerzen in den Schultern und im Nacken äußert.

Die Lavender-Essenz beruhigt das überbeanspruchte Nervensystem und bewirkt eine gelöstere Einstellung hinsichtlich des geistigen Fortschreitens. Indem man sich von den eigenen gesetzten Leistungsansprüchen entfernt, werden auch wieder angemessene spirituelle Fortschritte möglich. Die Wirkung der Essenz hilft, das richtige Maß zwischen Versenkung und Aktivität zu finden und unterstützt den Menschen bei der Erkenntnis, dass spiritueller Fortschritt ein Geschenk ist.

Überdruck

Snapdragon – Löwenmaul, Antirrhinum majus, Rachenblütler, rot

Der Snapdragon-Typ ist ein starker, vitaler Mensch mit körperlicher Präsenz, Willenskraft und einer ausgeprägten Libido. Leider ist es häufig so, dass bei ihm zu viel des Guten vorhanden und die verstärkte physische Energie kaum mehr im Zaum zu halten ist. Es ist aber auch möglich, dass anerzogene und kulturelle Schranken ein Ausleben seiner Energien blockieren und so einen Energiestau erzeugen, der dringend eines Ventils bedarf. Oft erkennen auch Außenstehende, dass dieser Mensch unter einem enormen Druck steht. Es zeigt sich beispielsweise an starken Verspannungen im Kieferbereich. Häufiges Knirschen und Mahlen mit den Zähnen, der ständige Drang, etwas zu zerbeißen oder auch zwanghafte Essanfälle können hinzu kommen. Ein anderes Ventil ist eine extrem grobe Sprache. Snapdragon-Menschen neigen häufig dazu, sich schroff auszudrücken, destruktive Kritik anzubringen oder andere bösartig zu verspotten.

Die Snapdragon-Essenz verfeinert die Sprache und verhilft zu echter Kommunikation ohne Aggression. Zusätzlich schafft sie einen Ausgleich zwischen Instinkt und Geist.

Überforderung im Großstadtgewühl

Corn – Mais, Zea mays, Getreidegras, gelb-weiß

Menschen, die dem Corn-Typus angehören, halten sich nicht gerne in der Großstadt auf. Das Menschengewühl und die vielen unterschiedlich auf sie einstürmenden Eindrücke verschaffen ihnen ein ungutes Gefühl der Verlorenheit. Das Gedränge in Kaufhäusern oder bei Massenveranstaltungen wie Sportturnieren, Popkonzerten und auch die Hektik und der Lärm des Straßenverkehrs machen sie müde, laugen sie aus und scheinen Energien von ihnen abzuziehen. Generell sind sie sehr schnell desorientiert und überfordert, sie verlieren ihr inneres Gleichgewicht und reagieren mit körperlichen und psychischen Störungen.

Die Corn-Blütenessenz verleiht dem Einzelnen in großen Menschenmengen mehr Sicherheit und Stärke und gibt ihm auch in städtischer Umgebung das Gefühl des Geerdetseins. Sie ist überdies für Menschen geeignet, die den Kontakt zur freien Natur verloren haben und für jene, die spirituell zu sehr in höheren Sphären schweben und dadurch ihre Erdverbundenheit einbüßen.

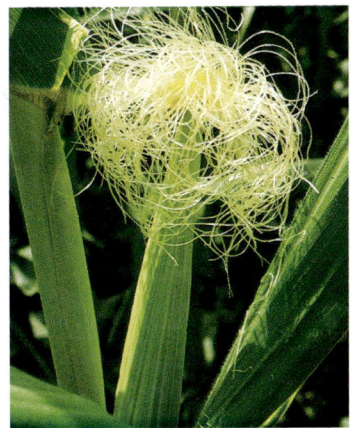

Corn
- Verleiht innere Kraft
- Hilft, auf den Boden der Realität zurückzufinden

Überhöhtes Schmerzempfinden

Love Lies Bleeding - Amarant, Amaranthus caudatus, Amarantgewächs, rot

Schmerz- und leidvolle Erfahrungen, die bereits einige Zeit zurückliegen, führen häufig zu den typischen Love-Lies-Bleeding-Symptomen. Diese treten oft bei besonders emp-

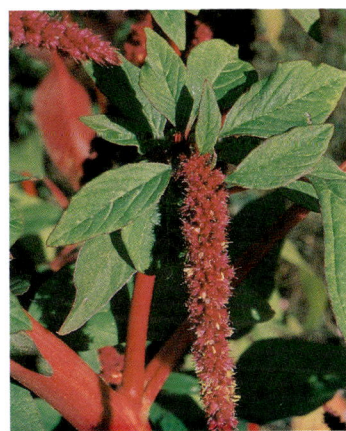

Love Lies Bleeding
- Fördert das Transzendierungsvermögen
- Hindert das Übersteigen der eigenen Person
- Lenkt vom Ich ab

findsamen Gemütern zutage, die zudem stark ichbezogen leiden. Derart strukturierte Menschen sind häufig nicht in der Lage, sich anderen mitzuteilen, um ihren Schmerz in irgendeiner Form zu verarbeiten. Stattdessen vergraben sie sich in sich selbst und wenden sich ab von der Außenwelt. Eine tief melancholische Lebenshaltung, die das ursprüngliche schmerzhafte Erlebnis immer weiter am Leben erhält und es zudem in ganz extremer Form auf die eigene Person bezieht, kann die Folge sein. Die freiwillig gewählte Isolation von der Außenwelt und die Ablehnung von Zuspruch und Hilfe verstärken die Schübe von Niedergeschlagenheit.

Die Blütenessenz aus Love Lies Bleeding setzt dort an, wo der Schmerz als zu persönlich empfunden wird. Sie hilft dem Menschen dabei, seine Situation zu analysieren und eine geistig-distanzierte Haltung gegenüber dem eigenen Leiden einzunehmen. Oft steckt hinter schmerzvollen Erfahrungen eine Botschaft, die eine Weiterentwicklung anregen soll. Diese erkennt man bei sich selbst und bei anderen erst durch eine transzendierte Sichtweise.

Übersinnliche Zustände

Canyon Dudleya – Nabelkraut, Dudleya cymosa, Dickblattgewächs, orange

Canyon-Dudleya-Menschen sind für alle paranormalen Erscheinungen überaus empfänglich. Phänomene wie Telepathie, Hellsehen, Telekinese, Klopflaute oder Materialisationen üben eine sehr starke Faszination auf sie aus. Das kann stellenweise bis zur Hysterie ausarten. Meist sind sie Mitglieder okkulter und spiritistischer Zirkel und oft fanatisch religiös. Ihnen fehlt das normale Geerdetsein und darüber hinaus ein mitfühlendes Herz für die Nöte der anderen und ihrer Umwelt, was immer Ausdruck einer mangelnden seelischen Reife ist.

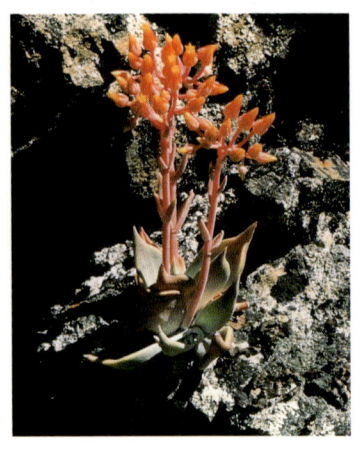

Canyon Dudleya
● Schärft den Blick für das Wesentliche
● Wirkt ausgleichend bei starker Reizüberflutung durch übersinnliche Erscheinungen

Ausgleichend bei der Anfälligkeit für übersinnliche Zustände, die ihres Reizes und nicht der geistigen Entwicklung wegen angestrebt werden, wirkt die Blütenessenz Canyon Dudleya. Zudem lässt sie den Menschen unterscheiden zwischen unsinnigem Spiritismus und Heil bringender Spiritualität.

Übertriebenes Pflichtbewusstsein

Larkspur – Rittersporn, Delphinium depauperatum, Hahnenfußgewächs, blauviolett

Larkspur-Menschen befinden sich in einer beruflichen oder gesellschaftlichen Position, die ihnen echte Führungsqualitäten abverlangt. Sie sind jedoch nicht in der Lage, diese Führungsrolle wirklich auszufüllen.

Sie benutzen ihre Stellung in erster Linie, um dem eigenen Ego zu schmeicheln und ihre Person in den Vordergrund zu rücken. Statt als Vorbild voranzugehen, streben sie aus egoistischen Motiven danach, ihren Einfluss zu vergrößern. Aus diesem Grunde sind sie auch nicht in der Lage, Aufgaben abzutreten und daher manchmal völlig überlastet. Besessen von übertriebenem Pflichtbewusstsein und voller Härte gegen sich selbst erwarten sie dasselbe Verhalten auch von ihren Mitarbeitern.

Die Larkspur-Essenz soll Führungskräften ein positives Charisma und Leichtigkeit verleihen. Sie dient der Ausbildung von Führungsqualitäten wie der Übernahme von Verantwortung, dem Dienst des Wohles einer Sache, der Achtung vor anderen und der Vorbildfunktion. Zudem fördert sie die Bereitschaft, Aufgaben zu delegieren.

Ungesunder Lebensrhythmus

● Morning Glory, → Suchtverhalten (siehe Seite 77)

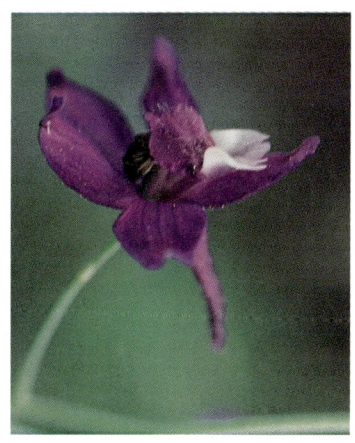

Larkspur
● Hilft Führungskräften, Vertrauen in die Mitarbeiter zu bekommen und Aufgaben an sie zu delegieren
● Fördert die Entwicklung innerer Gelassenheit
● Verbessert die Führungsqualitäten

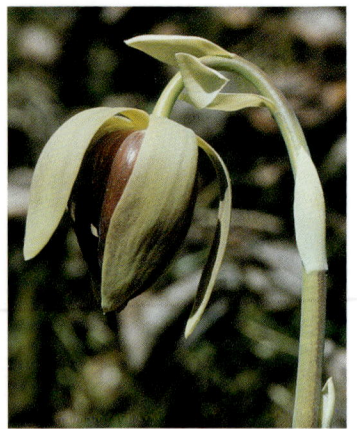

California Pitcher Plant
● Bringt den Energiefluss wieder ins Gleichgewicht

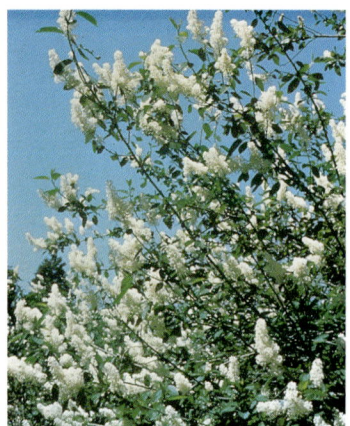

Deer Brush
● Bringt Klarheit in die eigenen Absichten
● Schafft Balance zwischen Fühlen und Handeln
● Stärkt die Fähigkeit, auf die innere Stimme zu hören

Ungleichgewicht zwischen Intellekt und Instinkt

California Pitcher Plant – Kalifornische Schlauchpflanze, Darlingtonia california, Sarrazeniengewächs, gelb-purpurrot

Die Essenz der California Pitcher Plant wird entweder bei zu schwach oder zu stark ausgebildeten Instinktkräften eingesetzt. Bei Personen, die zur ersten Kategorie gehören, dominiert der Intellekt. Instinktives Fühlen und Handeln werden von ihnen als überholt oder animalisch abqualifiziert und daher unterdrückt. Diese Geisteshaltung führt früher oder später zu einem körperlichen Energiestau, der sich in Beschwerden wie einer schwachen Verdauung, Wasseransammlungen im Gewebe oder Verschleimungen äußern kann. Liegen hingegen zu starke Instinktkräfte vor, kann dies zu exzessiver Triebhaftigkeit und sexuellen Ausschweifungen führen. Diese Menschen werden zum Opfer ihrer Triebe und sind ständig auf der Suche nach neuen und stärkeren Reizen. Die Blütenessenz der California Pitcher Plant hilft dabei, die Ausgewogenheit zwischen Instinkt und Intellekt, zwischen Trieb und Geist wiederherzustellen. Instinktive Kräfte und geistige Fähigkeiten des Einzelnen werden ausgewogen miteinander verbunden und ermöglichen auf diese Weise ein optimales Handeln. Bei Menschen, die zu verstandesbetont leben, stärkt sie überdies die körperliche Vitalität.

Unklare Absichten

Deer Brush – Säckelblume, Ceanothus integerrimus, Kreuzdorngewächs, weiß oder rosa

Der Deer-Brush-Typ ist sich über die Motive und Absichten seines Handelns oft nicht ganz im Klaren. Er ist unsicher und weiß nicht, welchem inneren Gefühl er folgen soll. Somit handelt er meist ohne Überzeugung und stellt erst viel später fest, dass er nicht das gewünschte Ergebnis erzielt hat. Seinen Taten fehlt die Energie, welche entschlussfreudigen Menschen eigen ist.

Menschen, denen Deer Brush helfen kann, haben verlernt, auf die Stimme ihres Herzens zu hören. Sie haben aber ein vages Gespür, dass ihre Handlungen nicht mit ihren innersten Grundwerten übereinstimmen. Die Deer-Brush-Essenz stellt die fehlende Harmonie zwischen verstandesmäßigem und gefühlsmäßigem Handeln wieder her. Sie ist äußerst hilfreich, wenn wichtige Entscheidungen zu treffen sind. Außerdem bewirkt sie eine größere Offenheit und Ehrlichkeit im Umgang mit sich selbst und anderen.

Unreife

Fairy Lantern – Weiße Mormonentulpe, Calochortus albus, Liliengewächs, weiß

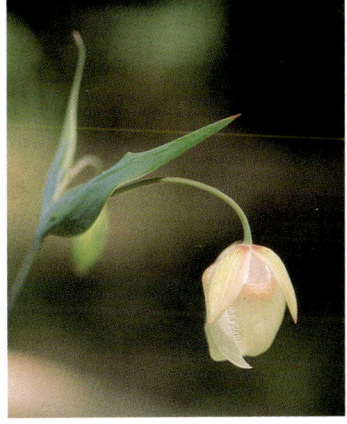

Fairy Lantern

● Treibt den geistigen und sexuellen Reifeprozess voran
K: Hilft bei nicht altersgemäßer Entwicklung, bei verspätet einsetzender Menstruation oder bei Magersucht

Der Fairy-Lantern-Typ ist ein Mensch, der im Laufe der Zeit ein nicht altersgemäßes Verhalten entwickelt, da er sich unterbewusst nach seiner behüteten Kindheit zurücksehnt. Als kleines Kind stand er meist allzu sehr im Mittelpunkt, wurde bewundert und verhätschelt.

Da sie sich innerlich gegen das Erwachsensein wehren, tritt bei diesen Menschen die Pubertät oft verspätet ein. Jungen zeigen dabei meist kein Interesse am anderen Geschlecht; Mädchen reagieren auf ihre körperliche Entwicklung in dieser Zeit häufig mit Nahrungsverweigerung, was schlimmstenfalls zu massiven Essstörungen und Krankheiten wie Bulimie und Magersucht führen kann.

Ein regressives Verhalten kann sich bei Kindern z. B. nach der Geburt eines Geschwisters, beim Verlust eines Elternteils oder anderen schwierigen Situationen einstellen. Erwachsene können bei schweren Konflikten wieder in ein kindliches Verhalten zurückfallen (z. B. Bettnässen). Die Stufe des Kind-seins soll in diesem Moment von der Notwendigkeit, die aktuellen Probleme lösen zu müssen, entbinden.

Die Fairy-Lantern-Essenz fördert die Bereitschaft, Verantwortung zu übernehmen und sich den Anforderungen des Lebens zu stellen. Außerdem wirkt sie auf ein dem wirklichen Alter angemessenes Verhalten hin.

Unruhe

● Chamomile, → Innere Angespanntheit (siehe Seite 40 f.)

Unsicherheit

● Garlic, → Ängstlichkeit (siehe Seite 17 f.)
● Mallow, → Wenig Freunde (siehe Seite 92)

Unwohlsein im eigenen Körper

Rosemary – Rosmarin, Rosmarinus officinalis, Lippenblütler, violettblau

Die Rosemary-Essenz ist bei Problemen geeignet, die auf einem Gefühl des Unwohlseins im eigenen Körper beruhen. Nach esoterischer Auffassung handelt es sich dabei um das Problem, nicht richtig inkarniert zu sein. Der Weg der Seele in den Körper ist aus karmischen Gründen blockiert. Es besteht die Neigung zu sogenannten Abwesenheitsgefühlen. Der eigene Körper wird als fremd und kalt empfunden.

Aus psychologischer Sicht basieren das mangelnde Körperbewusstsein und die herabgesetzte Bereitschaft, auch physisch präsent zu sein, meist auf schmerzhaften Kindheitserfah-

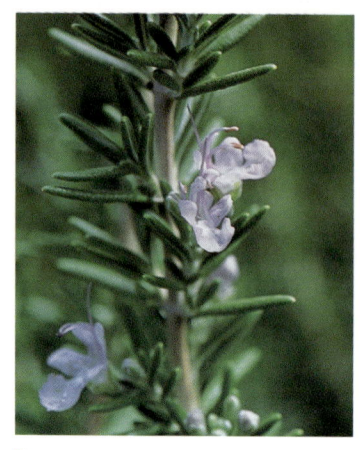

Rosemary
● Verschafft ein Wohlgefühl im eigenen Körper
● Der Körper wird als Ausführungsorgan geistiger Kräfte angenommen

rungen. Oft wurde man gezwungen, sich in seelische Dimensionen zu flüchten, um eine Kränkung oder einen Schmerz nicht länger ertragen zu müssen. Auch Opfer von Misshandlungen finden sich häufig beim Rosemary-Typ.

Die Blütenessenz stärkt die Fähigkeit, physisch präsent zu sein und lässt den eigenen Körper als einen Aufenthaltsort erfahren, der sicher und voller Wärme ist.

Vaterprobleme

Sunflower – Sonnenblume, Helianthus annuus, Korbblütler, gelb

Sunflower-Typen leiden an Vaterproblemen, die sich entweder in tatsächlichen Konflikten mit dem eigenen Vater zeigen oder in Persönlichkeitsdeformationen, die darauf beruhen, dass bei einem Menschen der männliche Aspekt zu schwach entwickelt ist. Der männliche Aspekt der Seele, der »Vater in uns«, steht für Sicherheit und Kraft. Ein Mangel an diesen Eigenschaften geht in der Regel auf das Fehlen eines positiven Vaterbildes in der Kindheit zurück oder auf ein Missverhältnis zum eigenen Vater, das von völliger Überidentifikation bis hin zu Verachtung reichen kann. Dabei sind Hassgefühle meist das Ergebnis hilflos erlittener Unterdrückung.

Menschen, die derartige Konflikte zu bewältigen haben, neigen dazu, zwischen selbstzerstörerischer Selbstverachtung und Energielosigkeit auf der einen Seite und maßloser Selbstüberschätzung und egozentrisch-aggressivem Verhalten auf der anderen Seite hin und her zu schwanken. Manche nehmen auch irgendwann konsequent eine dieser Haltungen ein, um ihren Mangel an männlichen Seelenkräften zu überspielen.

Die Sunflower-Blütenessenz wirkt sowohl gegen Tendenzen der Selbstauflösung als auch gegen übertriebene Selbstgefäl-

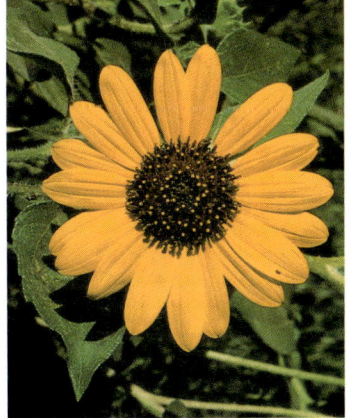

Sunflower

● Fördert die Persönlichkeitsentwicklung
K: Hilft bei Verlust des Vaters und bei Konflikten mit männlichen Autoritäten

ligkeit. Bei Männern, die zum Sunflower-Typ gehören, weckt sie mehr Verständnis für die eigene Vaterrolle. Frauen dieses Typs hilft sie, ihre männliche Seite zu erkennen. Beiden Geschlechtern kann sie helfen, die ungeliebte Person des Vaters nicht auf den Lebenspartner zu projizieren und damit in einem ständigen Spannungsverhältnis zum Partner zu stehen.

Verbitterung

● Dogwood, → Verhärtung (siehe Seite 89 f.)

Verdrängte Gefühle

Fuchsia – Fuchsie, Fuchsia hybrida, Nachtkerzengewächs, rot-weiß oder purpur

Der Fuchsia-Typ ist unfähig, echte Gefühle zu zeigen. Er neigt fast immer dazu, Emotionen wie Angst, Wut, Aggression, Trauer, Kummer oder sexuelle Leidenschaft als negativ einzustufen oder sogar ganz zu verleugnen. Diese Einstellung geht in vielen Fällen auf entsprechende Einflüsse in der Kindheit zurück. Gelegentlich weicht der Fuchsia-Typ auch auf übertriebene Gefühlsduselei aus, nur um seine echten Gefühle nicht preisgeben zu müssen.

Wenn die Gefühle über einen längeren Zeitraum hinweg ständig verdrängt und zurückgehalten werden, können sie im Laufe der Zeit zum Auslöser von unangenehmen psychosomatischen Beschwerden wie etwa Kopfschmerzen oder Atemstörungen werden.

Die Fuchsia-Blütenessenz erleichtert die Konfrontation mit tief sitzenden Emotionen und macht den Menschen ehrlicher – auch gegenüber sich selbst. Zudem lässt sie verdrängte Gefühle bewusst werden und hilft, diese anzunehmen.

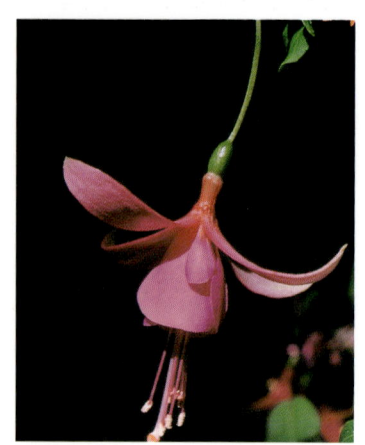

Fuchsia
● Befähigt, echte Gefühle zu zeigen
● Dient zur Unterstützung psychotherapeutischer Arbeit
K: Bei ständigen übertriebenen Reaktionen und der Neigung zur Dramatisierung

Verhärtung – die Eigenliebe fördern

Dogwood – Hornstrauch, Cornus nuttallii, Hartriegelgewächs, weiß

Dogwood-Menschen sind infolge traumatischer Erfahrungen in der Kindheit verbittert und verhärtet. Sie wurden emotional oder physisch missbraucht und fühlten sich nicht geliebt. Entweder waren sie von Anfang an nicht erwünscht oder sie verloren frühzeitig ihre Bezugspersonen. In jedem Fall durften sie nie richtig Kind sein.

Aus Angst vor neuer Enttäuschung haben sich Dogwood-Menschen allen Gefühlen und damit in gewisser Weise dem Leben selbst verschlossen. »Das Leben ist hart«, lautet ihre Grundeinstellung. Sie glauben, dass sie sich immer und überall durchkämpfen und durchbeißen müssen und dass ihnen nichts im Leben geschenkt wird. Nach all den schlechten Erfahrungen sind sie innerlich hart geworden und lassen nichts mehr an sich heran.

Nach außen kann sich eine derartige Verhärtung in eckigen, linkischen Bewegungen und einer verschlossenen Miene ausdrücken. Aus mangelnder Eigenliebe achten sie oft nicht auf ihren Körper und haben häufig Unfälle und Verletzungen. Ihnen fehlt die spielerische und leichte Natur.

Die Blütenessenz Dogwood unterstützt die Aufarbeitung von traumatischen Erlebnissen aus der Kindheit und fördert die Eigenliebe sowie das Gespür für den eigenen Körper.

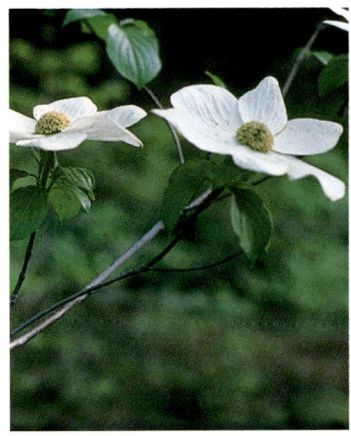

Dogwood

● Verleiht Anmut, Weichheit und Güte
● Macht offen für die Gefühle anderer
● Öffnet den Blick für das Schöne im Leben
K: Zur Therapie nach Traumata oder Missbrauch geeignet

Verhärtung – Einfühlungsvermögen entwickeln

Quince – Zierquitte, Chaemoneles speciosa, Rosengewächs, rot

Die Quince-Essenz ist vor allem für Frauen geeignet, die sich in klassischen Männerdomänen zu behaupten haben. Viele von ihnen neigen dabei dazu, weibliche Qualitäten wie Sanftmut, Feinfühligkeit oder Fürsorglichkeit zu unterdrücken

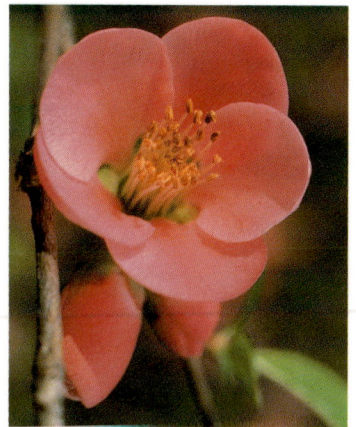

Quince
● Hilft Frauen, sich durchzusetzen, ohne ihre Weiblichkeit verleugnen zu müssen
● Unterstützt die Fähigkeit zu lieben und zu geben

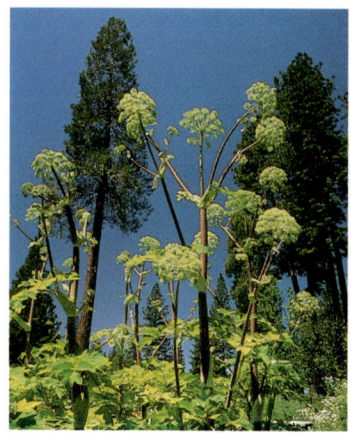

Angelica
● Vermittelt das Gefühl von Geborgenheit
● Fördert die Fähigkeit zur Wahrnehmung spiritueller Kräfte

und werden nicht selten zu »besseren Männern«. Aus Angst davor, im Berufsalltag nicht bestehen zu können, sind sie oft unerbittlich und unnachgiebig, was auf Dauer zu charakterlichen Verhärtungen führen wird. Einfühlungsvermögen und Kompromissbereitschaft werten sie als Schwäche. Auch Männer können von der Quince-Essenz profitieren. Alleinerziehende Väter beispielsweise können damit ihre fürsorglichen und liebevollen Seiten stärken; im Berufsleben verhärtete Männer finden wieder Zugang zu ihren seelischen Qualitäten.

Die Quince-Blütenessenz weckt die Einsicht, dass Nachgiebigkeit und menschliche Wärme kein Zeichen von Schwäche sind. Und sie hilft dabei, berufliche Anforderungen und die Bedürfnisse nach Zärtlichkeit und Fürsorglichkeit in Einklang zu bringen.

Versagen in Prüfungssituationen

● Indian Pink, → Mangelnde Belastbarkeit (siehe Seite 56)

Vertrauensverlust

Angelica – Engelwurz, Angelica archangelica, Doldengewächs, weiß

Die Angelica-Blütenessenz spricht Menschen an, bei denen das Urvertrauen ins Leben, der Glaube an Gott oder andere spirituelle Kräfte ins Wanken geraten sind. Sie fühlen sich hilflos, schutzlos und haben, bildlich gesprochen den Boden unter den Füßen verloren. Dies kann bei sogenannten Schwellenerfahrungen geschehen, wenn man dem Tode nahe scheint, während einer Geburt, vor Operationen oder bei schweren Erkrankungen. Auch beim Beginn neuer Lebensphasen oder während der psychotherapeutischen Aufarbeitung von Erlebnissen aus der Vergangenheit können diese Ängste auftreten.

Mit Hilfe der Essenz wird das Urvertrauen in das Leben, in Gott oder in eine geistige Führung erneuert. Schutz bietet sie in Krisensituationen, in Zeiten der Veränderung, beim Überschreiten spiritueller Schwellen und angesichts neuer, noch nie erlebter Erfahrungen.

Wechseljahrebeschwerden

- Tiger Lily, → Aggressivität (siehe Seite 18)
- Calla Lily, → Mangel an sexueller Identität (siehe Seite 53 f.)

Weltschmerz

Scotch Broom – Besenginster, Cytisus scoparius, Schmetterlingsblütengewächs, gelb

Die Blütenessenz von Scotch Broom wird bei depressiven Verstimmungen eingesetzt, die sich mit dem Wort Weltschmerz beschreiben lassen. Dabei handelt es sich um ein Gefühl von Ohnmacht und Verzweiflung angesichts der allgemeinen Lage unserer Welt. Die tagtäglichen Berichte über Kriege, Katastrophen und Naturzerstörungen lassen manche Menschen verzweifeln und mit dem Gefühl zurück, alle eigenen positiven Bemühungen seien sinnlos. Auch die Vorstellung eines bevorstehenden Weltuntergangs, sei es aus ökologischen oder religiösen Gründen, gesellt sich oft zu dieser Art depressiver Verstimmung.

Häufig handelt es sich dabei jedoch nur um eine Verschleierung. Eigene Probleme oder Versagensängste werden oft in den Mantel des allgemeinen Weltschmerzes gehüllt. So muss man sich nicht mit sich selbst auseinander setzen und kann alle negativen persönlichen Erfahrungen der Ungerechtigkeit

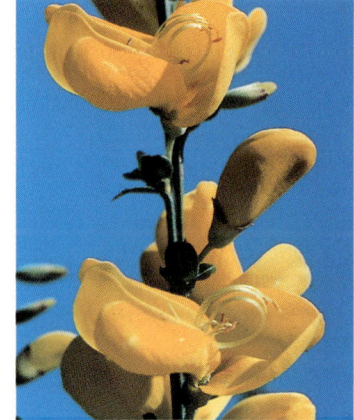

Scotch Broom
- Motiviert
- Schärft den Blick für die eigenen Wirkungsmöglichkeiten

91

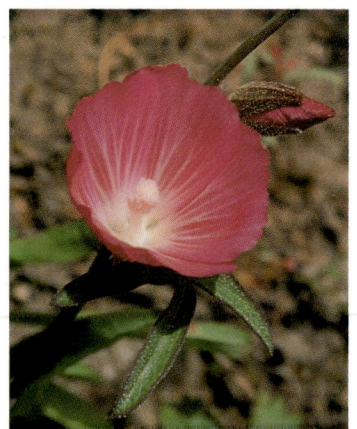

Mallow
- Ist eine Freundschaftsessenz
- Erleichtert Kontakte
- Fördert das Selbstvertrauen
K: Hilft bei Einzelgängern, die schwer Anschluss finden

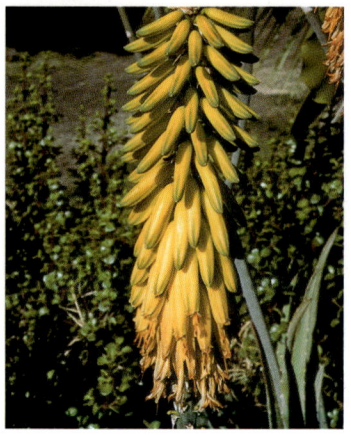

Aloe vera
- Gibt körperliche und geistige Erholung und Entspannung
- Zur Erneuerung der schöpferischen Kraft

und Grausamkeit der Welt zuschreiben. Auch ernste Depressionen, die unbedingt in die Hand eines Psychotherapeuten gehören, können erst einmal im schlichten Gewand des Weltschmerzes auftreten.

Die Scotch-Broom-Blütenessenz weckt die Erkenntnis, dass das Gute in der Welt das Schlechte aufwiegt. Auch Hindernisse werden als Chance zu wachsen erkannt. Besonders geeignet ist sie für Menschen, die von Berufs wegen täglich mit Not und Elend konfrontiert werden.

Wenig Freunde

Mallow – Malve, Malva parviflora, Malvengewächs, rosa

Die Mallow-Essenz ist für Menschen bestimmt, denen es schwer fällt, anderen näher zu kommen und Freundschaften zu schließen. Sie wirken schüchtern und gehemmt, sind unzugänglich und unsicher.

Wahrscheinlich wurden sie früher einmal von jemandem, der ihnen wichtig war, zurückgewiesen. Daraufhin hat sich in ihrem Unterbewusstsein die Vorstellung verankert, sie seien nicht liebenswert oder für andere uninteressant. Nun errichten sie emotionale Barrieren – oft gerade gegenüber jenen Personen, deren Freundschaft sie eigentlich wünschen. Sie haben kein Vertrauen und sind nicht offen und unbeschwert im Umgang mit diesen Menschen. Vorherrschend ist die Angst, erneut verletzt und zurückgewiesen zu werden. So bleiben sie allein und einsam, obwohl sie sich nach engeren Beziehungen sehnen.

Mallow ist die Blüte der Freundschaft. Sie erleichtert es, sich Menschen gegenüber zu öffnen, die Angst vor Zurückweisung zu überwinden und Zuneigung zu zeigen. Mit ihrer Hilfe kehrt Wärme in freundschaftliche Beziehungen ein.

Workaholic

Aloe vera – Aloe, Aloe vera, Liliengewächs, orangerot oder gelb

Der Aloe-vera-Typ ist durch ein zu intensives Arbeitspensum gekennzeichnet, das den Betreffenden auf die Dauer überfordert und ihn innerlich auszehrt.

Der Workaholic setzt sich selbst einem permanenten Stress und Zeitdruck aus. Da die Arbeit immer absolute Priorität genießt, wird das körperliche Ruhebedürfnis missachtet und den Warnsignalen des Körpers zu wenig Bedeutung beigemessen. Das kann früher oder später einen völligen Zusammenbruch mit innerer Leere, Ausgebranntsein, Nervenzusammenbruch oder Herzinfarkt auslösen.

Die Aloe-vera-Essenz stellt die Ausgewogenheit von aktiven und passiven Phasen her. Herzensangelegenheiten und Gefühlen wird ein gebührender Platz eingeräumt; man findet wieder mehr Zeit für Freunde und Familie.

Leistung, Arbeit, Verpflichtung, Engagement und Kreativität stehen beim Workaholic an erster Stelle und vereinnahmen fast seine gesamte Energie. Freunde, Familie, Gefühle, Spaß, Ausgleich und Erholung kommen bei dieser Lebenshaltung zu kurz.

Zähneknirschen

- Snapdragon, → Überdruck (siehe Seite 80 f.)

Zerstreutheit

- Madia, → Konzentrationsschwäche (siehe Seite 46)

Zerstreutheit – die eigentliche Absicht erkennen

Shasta Daisy – Verschiedenblättrige Margerite, Chrysanthemum maximum, Korbblütler, weiß-gelb

Wer geistig arbeitet, unterrichtet, forscht oder längere Texte verfasst, steht oft vor dem Problem, viele Einzelinformationen zu einem vernünftigen und kompakten Ganzen zusam-

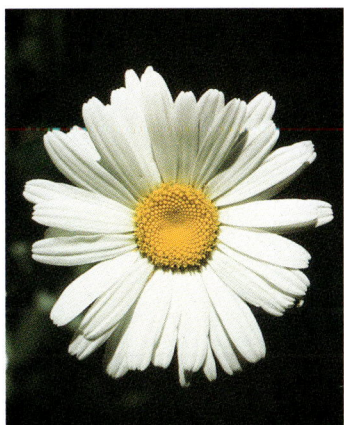

Shasta Daisy
- Verschafft Überblick
- Mildert Detailverliebtheit
- Hilft, geistigen Ballast abzuwerfen
- Fördert ganzheitliches Denken

Die Shasta-Daisy-Essenz schärft den Sinn für das Wesentliche, also für die eigentliche Absicht und das angestrebte Ergebnis; Rabbitbrush hingegen weckt eher die Fähigkeit, völlig verschiedene Aspekte einer Sache gleichzeitig zu beachten und diese dementsprechend zu koordinieren.

menfügen zu müssen. Auch bildende Künstler sind gezwungen, ihre Ideen zu bündeln, um zu einem schlüssigen Werk zu gelangen. Im Alltag ist fast jeder von uns mit tausenderlei Dingen konfrontiert, die er unter einen Hut bringen, d.h. ihres Stellenwerts entsprechend ordnen, verwalten oder anderweitig organisieren muss.

Die Shasta-Daisy-Blütenessenz ist für Menschen geeignet, die den Blick für das Ganze vermissen, sich in Details verlieren und »den Wald vor lauter Bäumen nicht mehr sehen«. Auch bei psychotherapeutischen Prozessen kann sie unterstützend wirken, indem sie es erleichtert, bruchstückhafte Erinnerungen und Gedanken zu einem Gesamtbild zusammenzusetzen. Sie verhilft zu mehr Planmäßigkeit im Denken und Handeln.

Zerstreutheit – das Ganze sehen

Rabbitbrush – Hasenpinsel, Chrysothamnus nauseosus, Korbblütler, gelb

Komplexe Aufgaben erfordern die Berücksichtigung unterschiedlichster, aber dennoch voneinander abhängiger Details. Missachtet man nur ein Glied dieser Kette, so kann damit das ganze Unternehmen zum Scheitern verurteilt sein.

Rabbitbrush ist für alle Menschen in verantwortungsvollen Positionen geeignet, die den Blick für das große Ganze nicht verlieren dürfen und dennoch Detailfragen beachten müssen. Sie unterstützt komplizierte Situationen, in denen man die Aufmerksamkeit nicht bündeln, sondern bewusst teilen muss. Rabbitbrush befähigt, viele Dinge auf einmal in den Blick zu nehmen. Sie steigert die Konzentrationsfähigkeit derartig, dass auch viele Einzelheiten gleichzeitig beachtet werden können. Aus diesem Grund ist sie geradezu ideal für Menschen mit koordinierenden Aufgaben wie Organisatoren, Manager, Unternehmer, Regisseure und Intendanten.

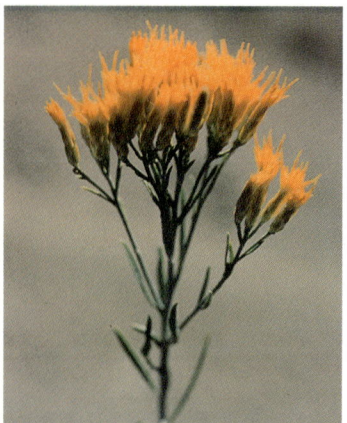

Rabbitbrush
- Erweitert die Perspektive
- Fördert die Koordinationsfähigkeit
- Hilft bei weit reichenden Entscheidungen
- Unterstützt Organisatoren

Über die Autorin

Margot Hellmiß beschäftigt sich seit vielen Jahren mit Naturkosmetik und medizinischen Themen. Der Schwerpunkt ihrer Arbeit als Journalistin sind Naturheilmethoden, alternative Therapieverfahren, gesunde Ernährung und Diät.

Richard Katz gründete mit seiner Frau Patricia Kaminski die Flower Essence Society, in der die kalifornischen Blütenessenzen entwickelt wurden.

Literatur

Bach, Edward: Blumen, die durch die Seele heilen. Heinrich Hugendubel Verlag. München 1983
Darin enthalten: Heal Thythelf – Heile Dich selbst von Dr. Edward Bach. London 1931
Flower Essence Services: Nevada City, Kalifornien, Forschungssatz. Laredo Verlag. Chieming 1993
Katz, Richard und Kaminski, Patricia: Flower Essence Repertory, Revised and Expanded Edition. Nevada City 1994
Katz, Richard und Kaminski, Patricia: Helping Today's Child, The Magic of Flower Essences. Nevada City 1989
Röcker, Anna Elisabeth: Bach-Blüten, Krankheit als Weisung der Seele. W. Ludwig Verlag. München 1995

Bezugsquellen

LF-Naturprodukte, Treenering 105, D-24852 Eggbeck, Telefon: (0 46 09)91 02-0, Telefax: (0 46 09) 91 02-34
Naturwaren Brigitte Stocker, Gutenberggasse 17, A-1070 Wien, Telefon: (01) 5 23 03 30, Telefax: (01) 5 23 03 30
Naturheilpraxis Ch. Kellenberger, Platz 234, CH-9428 Walzenhausen, Telefon: (071) 8 88 57 92, Telefax: (071) 8 88 57 05

Hinweis

Das vorliegende Buch ist sorgfältig erarbeitet worden. Dennoch erfolgen alle Angaben ohne Gewähr. Weder Autorin noch Verlag können für eventuelle Nachteile oder Schäden, die aus den im Buch gemachten praktischen Hinweisen resultieren, eine Haftung übernehmen.

Bildnachweis

Alle Bilder stammen von Flower Essence Society, Kalifornien (USA) mit Ausnahme von: Botanik-Bildarchiv Laux, Biberach: Titelbild (U1); IFA-Bilderteam, München: 14 (Nacivet), 69 (Lederer); Image Bank, München: U4 (Nino Mascardi); Tony Stone, München: 6 (Images); Transglobe Agency, Hamburg, 1 (N.N.).

Impressum

© 1997 Südwest Verlag GmbH & Co. KG, München
Alle Rechte vorbehalten.
Nachdruck – auch auszugsweise – nur mit Genehmigung des Verlages.

Redaktion: Andrea-Anna Cavelius, Christine Waßmann

Fachberatung: Hans Finck

Projektleitung: Stephanie Wenzel

Bildredaktion: Bettina Huber

Produktion: Manfred Metzger

Umschlag: Till Eiden

DTP/Satz: satz & repro Heinrich Grieb

Druck: Color-Offset, München

Bindung: R. Oldenbourg, München

Printed in Germany

Gedruckt auf chlor- und säurearmem Papier

ISBN 3-517-01864-3

Danksagung: Für die freundliche Bereitstellung der Bilder und für die Bearbeitung des Textes bedanken wir uns bei Richard Katz und Patricia Kaminski.

Register